LE LIVRE ANTITOXIQUE

Paru dans Le Livre de Poche :

LES CENT MEILLEURS ALIMENTS POUR VOTRE SANTÉ ET LA PLANÈTE

JE MANGE SAIN, JE MAIGRIS BIEN

MES ORDONNANCES ALIMENTAIRES

TOUT SAVOIR SUR LES ALIMENTS

DOCTEUR LAURENT CHEVALLIER

LE LIVRE ANTITOXIQUE

ALIMENTATION, COSMÉTIQUES, MAISON...

FAYARD

L'auteur remercie le docteur Aimé Julia pour les illustrations et l'équipe du Réseau Environnement Santé pour les veilles scientifiques réalisées.

ISBN : 978-2-253-17698-5 – 1re publication LGF

PRÉFACE

S'il y a un adjectif auquel un chercheur tient par-dessus tout, c'est bien celui de créatif. Il n'est donc pas surprenant que beaucoup de chercheurs se sentent assez mal à l'aise avec la notion de précaution, eux qui passent leurs journées à prendre des risques et à tenter de coller à cette image de pionnier qu'ils chérissent tant. Il faut bien reconnaître qu'à première vue, la précaution ne renvoie pas à des images forcément valorisantes, mais évoque plutôt une attitude timorée, conservatrice, voire opportuniste. Mais il y a une autre manière de concevoir la précaution et de l'intégrer dans une démarche scientifique, tout aussi noble et stimulante. Le chercheur innove en tentant de comprendre les mécanismes naturels, en fabriquant de nouveaux outils, mais aussi en s'assurant que l'objet créé soit respectueux de la santé des humains et de l'environnement. Il y a sans doute plus de créativité dans le fait de fabriquer une voiture sûre et propre qu'un véhicule doté d'une vitesse encore plus grande. Au-delà de la dimension purement scientifique, il y a aussi une motivation éthique et humaniste qui doit nous guider, et les deux ne sont pas contradictoires.

Si l'on se penche sur la toxicité des contaminants chimiques, qui est l'objet de cet ouvrage, il y a des défis scientifiques majeurs qui ne sont pas encore résolus. Prenons l'exemple des « effets cocktails ». Notre univers chimique est complexe et le devient de plus en plus. Nous sommes sans doute entourés de plus 100 000 molécules chimiques et ce n'est pas fini. Il est clair que depuis la Révolution industrielle et singulièrement depuis le milieu du XXe siècle, cet univers chimique s'est enrichi ou complexifié. Cette évolution a été voulue et, si nous profitons de nouvelles innovations informatiques ou thérapeutiques par exemple, c'est bien grâce à ces progrès. Mais ces progrès ont un coût. L'exemple des médicaments illustre bien à la fois les avantages du progrès et les risques encourus. D'ailleurs, le développement d'un médicament, lorsqu'il est optimal, englobe ces deux dimensions (efficacité et toxicité) et le résultat final dépend du rapport bénéfice sur risque. On devrait pouvoir appliquer ce principe à tous nos progrès technologiques et à tout nouveau composé entrant dans notre consommation (souvent sans qu'on le sache et pour un avantage pas toujours frappant). Mais l'affaire n'est pas si simple. Car si l'on peut à présent estimer tant bien que mal l'innocuité de telle ou telle molécule chimique isolément, comment faire pour deviner ses interactions avec les milliers de molécules chimiques de notre environnement ? Des centaines de molécules sont présentes dans une particule diesel, dans la fumée de tabac, sur les vêtements ou les revêtements, etc. Une recherche innovante de très haut niveau est nécessaire pour régler ces questions.

Dans ce domaine comme dans bien d'autres, on se retrouve fréquemment avec un ensemble d'arguments incomplet. Par exemple, il n'est pas rare que des arguments expérimentaux au laboratoire établissent une relation entre un composé chimique et un effet toxique. Cependant, nous manquons souvent d'arguments pour affirmer que ces effets néfastes sont retrouvés chez l'homme aux doses auxquelles nous sommes exposés. Il arrive aussi que les arguments expérimentaux ne soient pas tous cohérents. Il serait inacceptable, si les soupçons sont forts, d'attendre d'avoir l'ensemble des arguments (y compris chez l'homme) avant d'agir, parce qu'il serait trop tard et qu'on pourrait déjà avoir des conséquences sanitaires ou environnementales délétères. Mais alors, quand agir ? À quel moment doit-on décider que les arguments, même incomplets, sont suffisants ? Une partie de la réponse peut venir de la recherche scientifique, qui devrait être en mesure, si elle dispose de suffisamment de moyens, de fournir des critères objectifs. L'autre partie relève du type de société dans laquelle nous voudrions vivre et, dans tous les cas de figure, la décision revient aux pouvoirs publics représentants des citoyens. Mais le défi scientifique est grand, et c'est bien dans ce sens que la précaution et la science sont parfaitement liées.

Une approche scientifique de la précaution consistera nécessairement à tenter de quantifier les dangers et les risques, en tout cas à les hiérarchiser, ce que propose déjà le Dr Laurent Chevallier dans sa pratique de clinicien. Il est clair que si des arguments suffisants sont disponibles expérimentalement et chez l'homme, l'incertitude est faible et il s'agit plutôt de prendre des mesures de prévention à temps. C'est par exemple le cas de l'amiante ou de certains pesticides. Dans d'autres cas, assez fréquents, on se retrouve avec des arguments expérimentaux assez convaincants mais avec une incertitude quant à la transposition des dangers chez l'homme. C'est par exemple le cas du bisphénol A et de beaucoup de perturbateurs endocriniens, notamment lorsque l'exposition a lieu pendant la période fœtale et la petite enfance. Il s'agit là typiquement de situations où le principe de précaution peut s'appliquer. Mais dans de nombreux cas, l'incertitude est encore plus importante et nous ne disposons pas de critères suffisants (ou considérés comme tels) pour déclencher des mesures de protection strictes. Ce sont des cas le plus souvent sujets à controverses. Le minimum serait d'informer le public pour que chacun soit en mesure, en attendant des décisions officielles, de modifier ou non sa consommation.

Ainsi, le public a besoin, non seulement d'une information rigoureuse sur les dangers potentiels et les incertitudes, mais aussi de conseils pratiques simples. C'est bien l'objet de cet ouvrage de Laurent Chevallier : permettre à ceux qui ne désirent pas prendre de risques, ou le moins possible, d'adopter un mode de consommation et un comportement en adéquation avec le mode de vie qu'ils ont choisi. Bien sûr, la science continue à avancer et certaines recommandations s'avéreront pertinentes et d'autres superflues ; c'est le prix de l'incertitude. Mais avec un peu de connaissance et de bon sens, il est possible d'avoir une approche prudente de la consommation qui ne se laisse pas impressionner par le tapage publicitaire.

Robert Barouki,
professeur de biochimie,
faculté de médecine Paris-Descartes,
directeur de l'unité Inserm-université Paris-Descartes
« Toxicologie Pharmacologie et Signalisation Cellulaire »,
26 janvier 2013.

À mes fils Hadrien et Stanislas.

Individuellement, vous pouvez agir pour vous et vos proches en choisissant mieux vos produits quotidiens, et pour la collectivité en pensant à cette maxime prêtée au Dalaï-lama :

« Si vous avez l'impression que vous êtes trop petit pour changer quelque chose, passez la nuit avec un moustique dans votre chambre et vous verrez lequel des deux empêche l'autre de dormir. »

INTRODUCTION

Nous ne sommes pas programmés pour être exposés à une multitude de substances chimiques de synthèse, même à des concentrations infinitésimales. Leur présence dans l'environnement expliquerait en grande partie l'explosion de certaines maladies chroniques (diabète, allergies, surpoids, cancers). On ignore encore trop souvent combien nos organismes sont contaminés à notre insu, tout comme nos sols et nos eaux. Une certaine prise de conscience émerge, mais elle s'accompagne curieusement d'un assez fort degré de fatalisme. Comme s'il s'agissait du « prix à payer » pour tous les bienfaits que nous ont apportés les progrès technique et scientifique par ailleurs... On ne peut pourtant pas tolérer que soient diagnostiqués mille nouveaux cas de cancers chaque jour en France, ni que le taux de cancer chez les enfants augmente de manière exponentielle depuis quelques dizaines d'années. Or où chercher les causes de ce surcroît de cancers, si ce n'est dans les bouleversements de notre environnement ? Comment pouvons-nous accepter d'être les victimes d'un progrès mal maîtrisé, associé au marketing de certains industriels, et de subir les faiblesses d'une réglementa-

tion insuffisante ? Ce n'est pas la chimie en soi qui est en cause, mais la mauvaise évaluation de l'impact des polluants chimiques, notamment dans les habitations et sur les lieux de travail (formaldéhyde, benzène, produits antifeu...), des contaminants dans l'alimentation (bisphénol A, phtalates, additifs alimentaires, pesticides, métaux...). Certes, l'intrusion d'agents malins agissant sur notre santé n'est pas un phénomène nouveau. Historiquement, les « microbes » (bactéries, virus) ont déjà représenté une menace impliquant des mesures de protection. La chimie contribua à mieux les éradiquer. Mais, aujourd'hui, on s'aperçoit que de nombreuses substances chimiques, pour la plupart inutiles, perturbent de façon majeure le développement des individus et induisent de multiples troubles des systèmes reproducteurs, nerveux, immunitaires à l'origine de nombreuses maladies. Ces agents chimiques agissent à des doses infimes considérées à tort comme inoffensives, et leurs associations (« effet cocktail »), ainsi que la période et la durée de l'exposition, en majorent les effets délétères.
« Il existe un lien très étroit entre l'émergence de nouvelles maladies et les changements environnementaux », selon le porte-parole du Programme des Nations unies pour l'environnement (PNUE). Dans son rapport de 2012, l'Organisation mondiale de la santé (OMS) souligne que les produits chimiques ont été à l'origine de 4,9 millions de morts en 2011. Or « ces décès ne sont que le sommet de l'iceberg. Ils pourraient être évités par une gestion plus saine », estime Maria Neira, la directrice du département Santé publique et environnement de l'OMS. Achim Steiner, le directeur exécutif du PNUE enfonce le clou en affirmant que les pays « sont de plus en plus dépendants des produits chimiques, depuis les

engrais en passant par les produits plastique et électroniques », et que leur mauvaise gestion, de la production aux déchets, est à l'origine de multiples maladies, dont les stérilités, le surpoids, le diabète et les cancers.

Comment en est-on arrivé là ? À la fin de sa vie, l'anthropologue Claude Lévi-Strauss livrait ce diagnostic sans appel sur notre monde : « Depuis environ deux siècles, la civilisation occidentale se définit elle-même comme la civilisation du progrès. Ralliées au même idéal, d'autres civilisations ont cru devoir la prendre pour modèle. Toutes ont partagé la conviction que la science, les techniques iraient sans cesse de l'avant, procurant aux hommes plus de puissance et de bonheur. [...] Les sciences et techniques ont prodigieusement étendu notre connaissance du monde physique et biologique. Elles nous ont donné un pouvoir sur la nature que nul n'aurait pu imaginer il y a seulement un siècle. Nous commençons pourtant à mesurer le prix qu'il a fallu payer pour l'obtenir. De façon croissante, la question se pose de savoir si ces conquêtes n'ont pas eu des effets délétères[1]. » Le cœur des critiques de Lévi-Strauss, rejoint par bien des philosophes et des acteurs du monde politique et associatif aujourd'hui, est une certaine forme de progrès aveugle et sans morale destiné à faire marcher une société hyper-consumériste. Ce progrès est l'alibi de forces économiques puissantes qui cherchent à instrumentaliser les résultats de la science à des fins purement mercantiles. On pourrait citer bien des exemples de dérives du « progrès » dans l'industrie de l'armement ou la chimie. Mais nous nous intéressons particulièrement ici à l'invasion de la chimie de synthèse dans nos vies : dans nos habitations, dans nos assiettes,

1. Claude Lévi-Strauss, *L'Anthropologie face aux problèmes du monde moderne*, Seuil, 2011.

dans nos vêtements, dans les produits cosmétiques. Au début du XXe siècle, des dizaines de tonnes de produits chimiques de synthèse étaient produites par an dans le monde contre plusieurs centaines de milliers de tonnes quatre-vingts ans plus tard. Si l'on considère qu'il y a plus de 100 000 substances chimiques différentes sur le marché européen, seules 30 000 substances sont visées par un programme d'évaluation REACH[1]. Les informations sur la toxicité de ces substances sont encore très fragmentaires puisque pour 21 % de ces molécules on ne possède aucune donnée, pour 65 % très peu de données, pour 11 % des informations minimales, et seules 3 % ont été totalement testées[2] ! Quand on sait que quelques microgrammes (10^{-6}), voire moins (10^{-9}), par litre – soit à peu près l'équivalent d'un grain de sel dans une piscine olympique – suffisent à avoir des effets délétères, on peut raisonnablement être préoccupés par cette contamination massive et en grande partie invisible de la planète. Nul n'est épargné : même dans les îles les plus reculées et peu industrialisées du Pacifique ou en Tasmanie, au sud de l'Australie, on observe des contaminations chimiques inquiétantes chez les animaux étudiés. Ainsi, le fameux diable de Tasmanie est atteint de manière anormale de tumeurs (troubles immunitaires). Les prélèvements révèlent, entre autres, une forte concentration de contamination par les hexa- et décabromo-biphényles, des retardateurs de flamme, produits ignifugés aux effets néfastes.

Que font les gouvernements ? Le rapport de l'OMS indique que « le rythme des progrès [pour mieux contrô-

1. REACH : acronyme anglais d'Enregistrement, Évaluation et Autorisation des Substances Chimiques.
2. Rapport parlementaire n° 652 de l'office parlementaire d'évaluation des choix scientifiques, Roland Courteau.

ler cette chimie] a été lent et les résultats [sont] trop souvent insuffisants ». En effet, seule une très faible partie des produits chimiques est réellement évaluée en termes d'effets sur la santé et l'environnement. Pourtant, dès les années 1960, à l'aube de cette invasion chimique, certains avaient tiré la sonnette d'alarme sans être pour autant entendus. Il ne s'agissait pas de hippies ou d'adeptes d'un retour à la nature mais du ministre de la Santé des États-Unis, A.W. Willcox, qui déclarait en juin 1963 : « Quand je songe à la responsabilité du gouvernement lorsqu'il doit réglementer les aliments et médicaments, je suis parfois épouvanté... Si l'on excepte les grandes décisions qui conduisent à la paix ou à la guerre, il est difficile de penser à quelque chose qui ait des conséquences sur autant d'êtres vivants pour un aussi long avenir et de façon aussi importante[1]... » Celui-ci avait été impressionné par la lecture d'un livre de Rachel Carson qui avait fait grand bruit à l'époque, *Le Printemps silencieux*, qui dénonçait les dérives et dangers des pesticides pour la santé et la nature. Le président John Fitzgerald Kennedy avait, lui, montré le bon exemple : il a probablement été le premier chef d'État à aborder de façon claire les droits des consommateurs dans un célèbre discours le 15 mars 1962. Il dénonçait l'emprise de la publicité qui orientait le choix des consommateurs pas nécessairement dans le bon sens. Il souhaitait également que les droits des consommateurs comprennent :

– *le droit à la sécurité* pour être protégé contre la vente d'articles qui mettent la santé en danger.

1. Rapporté par Robert Courtine, *L'assassin est à votre table*, La Table Ronde, 1969.

– *le droit d'être informé* pour être protégé contre une publicité, un étiquetage de caractère frauduleux ou trompeur ; le droit de recevoir les éléments d'information pour faire un choix éclairé.
– *le droit d'assurer* une qualité et un service satisfaisants au juste prix.
– *le droit d'être entendu* afin que les intérêts des consommateurs soient complètement et favorablement pris en considération et qu'un traitement équitable et rapide soit fourni par les tribunaux.

Depuis, par un curieux renversement, les pouvoirs publics à travers le monde ont surtout mis en garde, non pas contre ce qui était mauvais, ou potentiellement mauvais, pour la santé, mais contre ceux qui dénonçaient les risques. La soumission des pouvoirs publics au lobby de l'industrie est consternante et semble dans bien des cas faire passer la protection des individus au second plan. Et que dire des hauts responsables qui migrent du public au privé et ont souvent rendu service à leurs futurs employeurs ? des industriels qui se proclament les meilleurs défenseurs des consommateurs tout en agissant activement, par un lobbying forcené notamment à Bruxelles, pour que les réglementations restent minimalistes ? Il y aurait de quoi frémir quand on examine de près le parcours et les mobiles de ceux qui décident du contenu de nos assiettes et de notre environnement.
Pourtant, la solution est dans les mains de chacun : en s'informant aux sources les plus fiables et objectives possibles, le consommateur a un pouvoir de régulation : celui du choix éclairé de ses achats. Le boycott est une arme fatale. Encore faut-il correctement la manier grâce à une information indépendante, ce que nous tentons de don-

ner dans ce livre. La science se doit d'assurer la protection des individus. Face aux freins, aux dénis, aux intérêts financiers, les gouvernants sont bien trop timorés : alors que 52 % des Français placent les liens entre santé et environnement en tête de leurs préoccupations, la lenteur des décisions pour limiter notre exposition aux polluants chimiques est inacceptable. Heureusement, les données scientifiques s'accumulent et il est tout à fait possible d'agir, individuellement et collectivement. Néanmoins l'information indépendante n'est pas toujours aisée à trouver, tant les messages sont (volontairement) brouillés.
Ce livre a pour but de vous aider dans votre démarche de protection pour pouvoir boire, manger, respirer même, sans peur, en limitant le risque de tomber malade ou d'aggraver un trouble présent. Il se place du point de vue de la science, de la bonne science, celle qui protège. À vous de relever le défi, et peut-être de changer certaines habitudes pour acquérir un plus grand bien-être !

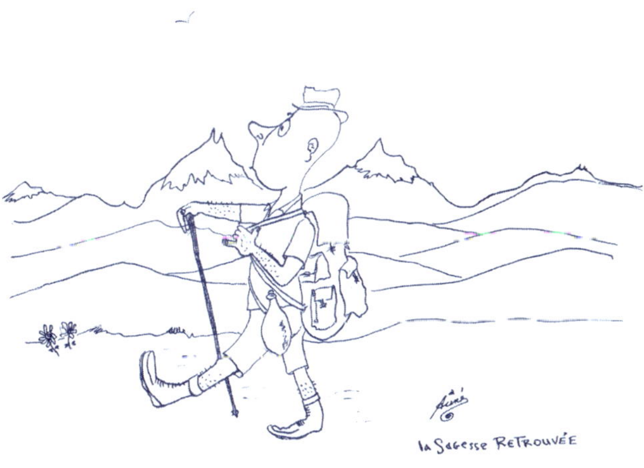

1

REPÈRES

Afin de posséder les clés nécessaires pour mieux comprendre les effets liés à l'exposition aux polluants et contaminants chimiques, il est utile de connaître quelques définitions[1]. En effet, maîtriser le vocabulaire vous permettra de mieux interpréter certaines notions et ainsi de savoir quand et comment vous protéger. De plus, au-delà de ce livre, il vous sera plus aisé d'aborder divers autres articles scientifiques – que vous pourriez considérer comme un peu techniques de prime abord – pour approfondir vos connaissances.

Qu'est-ce qu'un produit chimique ?

Un produit chimique peut être naturel ou de synthèse (fabriqué *de novo*). Il s'agit d'une entité spécifique ayant une masse et possédant généralement une attirance pour un ou plusieurs autres composés ou éléments[2]. Il cherche

1. Lorsque d'autres termes techniques apparaîtront dans le texte, ils seront définis soit *in situ*, soit en bas de page.
2. L'entité la plus simple d'un produit chimique est bien connue de tous : il s'agit de l'atome. Le plus petit de ces atomes se nomme hydrogène, dont la masse atomique a été fixée à une unité. À l'opposé, l'un des plus lourds est l'uranium, qui inspire la hantise de la radioactivité. Entre ces deux atomes, il y a une centaine d'éléments chimiques, dont un grand savant russe, Mendeleïev, avait, au XIXe siècle, classé les éléments dans un « tableau périodique », qui est toujours d'actualité et s'enrichit de quelques éléments au fil des avancées de la science.

donc spontanément à s'associer à eux : les chimistes appellent ce phénomène l'« affinité », et le définissent comme une réactivité chimique pouvant se modifier selon les variations de température, de pression, même parfois à la suite d'une irradiation lumineuse. Le plus souvent, l'affinité se concrétise par une simple liaison avec un partenaire, ce qui permet de faire évoluer les propriétés. C'est précisément l'intérêt des produits de synthèse, dont l'assemblage est provoqué sans rapport avec les liaisons naturelles.
Un terme que vous rencontrez de plus en plus fréquemment est celui de xénobiotique. Cette appellation générale désigne toute substance étrangère à l'organisme à laquelle l'homme peut être exposé, notamment les produits chimiques de synthèse.

Qu'est-ce que la toxicité ?

On est en droit d'attendre une réponse claire à cette interrogation. Mais nous vivons dans un univers complexe. Spontanément, vous répondriez assez logiquement qu'il s'agit d'un poison à effet toxique, qui, chez un être vivant, porte atteinte à un ou plusieurs organes, donnant lieu à un dérèglement des fonctions biologiques ; dans les cas extrêmes, l'effet toxique peut aboutir à la mort : il s'agit de la toxicité létale.
La **dose** des substances introduites dans l'organisme en une ou plusieurs fois a longtemps été considérée comme l'élément primordial provoquant les effets délétères et fut donc le critère de la toxicologie depuis le XVIe siècle. Paracelse, médecin, apothicaire, mais aussi alchimiste, qui officiait dans une région qui devait devenir la Suisse, déclarait : « C'est la dose qui fait le poison. » Cela signifie que tout produit chimique donné

peut devenir toxique pour un organisme vivant selon la dose absorbée ou le degré d'exposition. Le fait que tout produit soit potentiellement toxique peut paraître à première vue paradoxal. Il en est pourtant bien ainsi, même pour des molécules indispensables à la vie.
Prenons l'exemple de l'eau (H_2O), qui constitue la molécule la plus abondante dans les organismes vivants (75 % en moyenne chez l'homme). L'absorption en une journée par un homme adulte d'une quinzaine de litres d'eau peut aboutir à son décès, alors qu'une consommation quotidienne en moyenne de 2,4 litres (1,5 l par eau de boisson, le reste par les fruits et légumes) est indispensable à son maintien en vie. Comment est-ce possible ? L'excès d'eau absorbé entraîne un déséquilibre interne par la modification de concentration entre la cellule et son milieu, constitué de petites unités appelées ions – ici le sodium (Na^+) et le potassium (K^+). Or, même minime, un déséquilibre peut provoquer un arrêt cardiaque car le rythme du cœur est très sensible aux variations de potassium.
Ce simple exemple fondé sur l'observation de produits naturels met bien en évidence la complexité de la situation. A fortiori les produits chimiques de synthèse, créés par l'homme depuis le XXe siècle à partir de matières comme le pétrole, posent de multiples problèmes, à la fois aigus et chroniques. Ce sont des xénobiotiques contaminants, au sens où ces substances de la chimie de synthèse industrielle ne se trouvent pas naturellement dans l'environnement et peuvent agir négativement sur la santé des hommes, en provoquant allergies, cancers, infertilité, troubles du métabolisme… Les voies de pénétration sont la respiration (inhalation des substances chimiques présentes dans l'air), l'ingestion par l'alimentation, et le contact avec la peau (c'est la voie cutanée).

La contamination des aliments peut être directe, les polluants se déposant dans les aliments, ou indirecte, consécutive à l'incorporation de produits absorbés par les plantes, puis par les animaux, eux-mêmes ensuite consommés par les hommes. Au départ simplement présentes à l'état de traces, ces substances se concentrent au fil de la chaîne alimentaire : il s'agit du processus dit de **bioamplification**. Ainsi, les polychlorobiphényles, ou PCB, anciens produits isolants antifeu, présents dans l'eau de mer en très faible quantité, se retrouvent dans les planctons, puis dans les poissons qui les consomment, pour finir à des concentrations fort élevées chez ceux qui mangent ces poissons. On passe ainsi de 0,000 000 5 ppm (partie pour million) dans l'eau à des concentrations finales de 124 ppm[1] ! Ce phénomène de bioconcentration expliquerait bien des maladies.

Au-delà des expositions involontaires, mais bien présentes, comme celles liées aux PCB, aux dioxines, aux résidus de pesticides, aux émanations de formaldéhyde, de benzène, etc., il existe aussi pour l'homme les expositions « volontaires » aux produits chimiques, comme l'adjonction de divers additifs alimentaires de synthèse aux aliments (colorants, conservateurs...). A priori, ces ajouts restent sous contrôle puisqu'ils sont encadrés légalement par les doses journalières admissibles (DJA, voir *infra*) mais il faut accorder une confiance modérée à l'élaboration de normes qui ne tiennent pas compte des effets d'associations (effet cocktail).

---

1. Étude réalisée en Amérique du Nord : B. Quémarais, C. Lemieux, L.R. Lum, « Temporal variation of PCB concentrations in the St Lawrence river (Canada) and four of is triburies », *Chemosphere*, vol. 28, n° 5, p. 947-959, 1994.

Enfin, il est indispensable d'insister aussi sur une toxicité plus récemment mise en évidence et qui modifie sournoisement notre métabolisme : les **perturbateurs endocriniens**, auxquels nous accorderons une importance particulière dans ce livre. L'enjeu, ici, réside dans le fait que ce n'est plus la dose qui fait le poison mais bien le **moment de l'exposition**, et que de faibles doses peuvent être, selon le moment, plus délétères que des doses fortes. De nombreuses molécules sont considérées comme telles, par exemple le bisphénol A, les phtalates, qui ont notamment pour conséquences de favoriser l'infertilité, le surpoids, le diabète.
À ce stade il faut bien distinguer deux types de toxicité : la première, immédiate (la toxicité aiguë), l'autre, différée dans le temps, qui correspond à une toxicité à plus ou moins long terme avec de multiples conséquences se manifestant au niveau de différents organes (comme le foie ou les reins), mais aussi au niveau des systèmes organisés (le système nerveux, les glandes endocrines, le système immunitaire ou la moelle osseuse). Les répercussions de l'exposition aux produits chimiques sont donc très variables tant en intensité que dans le temps.

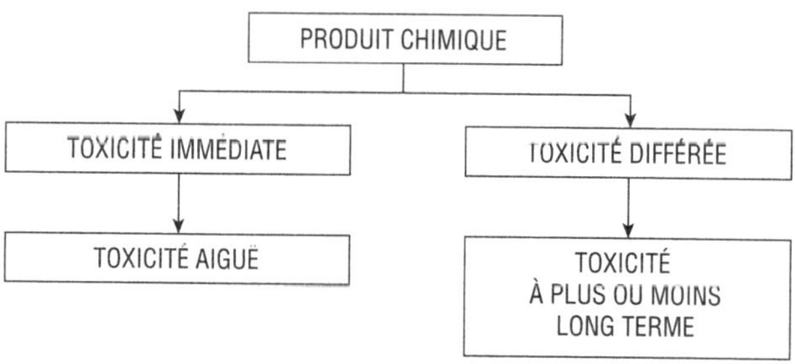

Schéma 1. De la toxicité aiguë à la toxicité à plus ou moins long terme

L'apport des études scientifiques

Pour définir la toxicité ou l'innocuité d'un produit, on se base sur des études scientifiques. Celles-ci n'apportent pas toujours des preuves irréfutables, mais elles peuvent fournir des éléments suffisamment significatifs, à partir desquels les autorités sanitaires peuvent soit décider d'autoriser un produit sans crainte en l'état des connaissances scientifiques, soit au contraire donner des consignes de précaution ou de prudence d'exposition. Rien n'est pourtant jamais figé au niveau des recommandations : un produit paraissant initialement sans conséquences sur la santé et l'environnement peut poser de multiples problèmes secondairement. Or, après qu'il a été mis sur le marché, il est souvent très long d'amener les autorités sanitaires à modifier leurs recommandations, voire de le faire interdire. Combien de catastrophes humaines et économiques auraient été épargnées si l'on avait pris plus rapidement en considération les effets de l'amiante ou des pesticides comme le chlordécone, du perchloroéthylène dans les pressings ? Il a fallu attendre 2012 pour que le lien entre maladie de Parkinson et pesticides soit officiellement reconnu, alors que cela faisait plus d'une décennie qu'il était très fortement suspecté. Pour Nicolas Hulot, « il serait important de modifier en profondeur l'Académie des sciences en France. Sur les sujets écologiques, cette institution s'est montrée pour le moins sceptique et réactionnaire. Les sciences humaines et sociales et la biodiversité doivent y faire leur entrée afin que le pouvoir exécutif et le pouvoir législatif puissent s'appuyer sur une autorité plus en harmonie avec la réalité scientifique d'aujourd'hui[1] ».

1. *Le Monde*, 12 septembre 2012.

Les scientifiques connaissent, comme les politiques, des situations de conflits d'intérêts, et il serait illusoire de croire que le monde de la science et celui de l'industrie sont étanches. Bien au contraire, des liens cordiaux, professionnels et d'argent existent entre industriels et scientifiques, les premiers ayant tout intérêt à instrumentaliser les seconds. Avec l'aide de puissantes agences de communication, les industriels sont parvenus à créer une culture du déni, semant le doute à chaque fois qu'est avancé le risque d'un impact négatif de certains de leurs composés chimiques de synthèse. C'est ainsi qu'on voit proliférer ceux que l'on pourrait surnommer des « chercheurs financièrement modifiés ». Ces « CFM » aboient dans les médias pour protéger leurs maîtres dès qu'une étude dérangeante est publiée. Ils utilisent souvent des arguments de la plus parfaite mauvaise foi. Parallèlement, la fraude scientifique se développe de façon vertigineuse. Un article analysant le phénomène[1] notait que 43 % des articles publiés puis contestés le sont pour fraude, 14 % pour double publication et 10 % pour plagiat.
Ainsi, pour le citoyen et le consommateur, il n'est pas toujours aisé de trouver une information fiable et objective. Fort heureusement, grâce à d'autres scientifiques, notamment de l'Inserm (Institut national de la santé et de la recherche médicale), de l'Inra (Institut national de la recherche agronomique), du Cnrs (Centre national de la recherche scientifique), à des lanceurs d'alerte, à des ONG et à une partie des académiciens, le principe de précaution a été introduit par le législateur dans la

1. Ferric C. Fanga, R. Grant Steenc, and Arturo Casadevalld, "Misconduct accounts for the majority of retracted scientific publications", edited by Thomas Shenk, Princeton University, Princeton, NJ, and approved September 6, 2012.

constitution. Il ne s'agit en aucun cas de paralyser un système, ni de rechercher le risque zéro, mais simplement de prendre des précautions face à un risque potentiel, de l'évaluer au mieux pour agir en amont afin de protéger notre santé : la vigilance n'est pas l'inaction.

Études épidémiologique, expérimentale, cytologique

Il existe schématiquement deux grandes catégories d'études. Premièrement, les **études épidémiologiques**, qui analysent l'état de santé des hommes en fonction de différents déterminants comme l'exposition à une substance chimique. Cette discipline, l'épidémiologie, n'a rien à voir avec l'étude des épidémies (fréquence d'une maladie à un moment donné). L'autre catégorie est représentée par les **études expérimentales**, qui sont menées sur les animaux. Beaucoup d'analyses ne peuvent pas se faire chez l'homme pour des raisons éthiques, à moins de vouloir le transformer en cobaye. On expose par exemple un rongeur (souris ou rat) à un composé chimique, puis on analyse les conséquences de cette exposition sur sa santé. Même s'il n'y a pas de corrélation directe entre les effets chez l'animal et chez l'homme, un produit qui est toxique pour un animal l'est généralement pour l'homme. Bien sûr, des contre-exemples existent, mais il y a un socle commun pour la biologie du vivant avec des spécificités selon les espèces. Ainsi, si le produit est suspect ou considéré comme toxique à certaines doses, par extrapolation et en prenant de fortes marges de sécurité, on définit une exposition maximale tolérée chez l'homme ou bien on l'interdit. Les limites de la plupart des analyses classiques de l'exposition à un produit résident plutôt dans le fait qu'elles ne tiennent pas compte, ou insuffisamment, de la complexité des facteurs comme l'âge, l'état physiologique et le moment de l'exposition. Toutefois, elles permettent de définir des **facteurs de risques**, c'est-à-dire des éléments pouvant augmenter la probabilité de l'apparition de troubles de la santé, voire de maladies. L'évaluation des risques correspond à la synthèse des connaissances destinées à qualifier la nature et les facteurs de risques.

À l'avenir, selon les recommandations européennes, les scientifiques devraient délaisser les études expérimentales pour développer de plus en plus l'utilisation de culture de cellules, l'objectif étant, bien sûr, de limiter l'expérimentation animale. Pour ces cultures de cellules soumises à divers toxiques – tests de **cytotoxicité** – on possède d'ores et déjà des moyens d'analyse extrêmement fins, mais ils concernent pour l'instant uniquement les effets immédiats, c'est-à-dire la toxicité aiguë. La détermination des effets à long terme repose encore sur l'utilisation de modèles animaux.

Toute étude a ses limites et, comme les historiens des sciences américains Naomi Oreskes et Erik M. Conway l'ont fait remarquer dans leur livre, *Les Marchands de doute* : « Aucune étude n'est parfaite, mais chacune peut fournir une information utile. Par exemple, pour déterminer si une corrélation observée chez des humains est causale ou due au hasard, on peut exposer délibérément des animaux à un environnement contrôlé. Si le même effet est observé chez les animaux, et si cet effet obéit à une relation dose-effet, alors la corrélation n'est probablement pas une coïncidence[1]. » Il serait indispensable que les pouvoirs publics français et européens raisonnent systématiquement de la

1. *Les Marchands de doute,* Le Pommier Essais, 2012.

sorte, et, à partir de là, qu'ils en tirent les conséquences en termes de protection des consommateurs.

Classifier et mesurer

Dans le langage professionnel, on appelle CMR les substances cancérogènes, mutagènes, reprotoxiques[1]. Les substances dites **cancérogènes** (susceptibles de provoquer des cancers) ont été classées selon leur degré, qui va du soupçon à la certitude, par le Centre international de recherche sur le cancer (CIRC)[2]. Une substance est **mutagène** si elle altère les gènes des chromosomes ; elle est **reprotoxique** si elle provoque des risques d'infertilité ou de stérilité. Dans chaque situation, trois niveaux sont définis : certain (1), forte présomption (2), préoccupant (3). L'homme étant exposé quotidiennement à un nombre impressionnant de substances chimiques, on a défini des seuils de toxicité, c'est-à-dire des doses à ne pas dépasser en fonction du produit. Par exemple, pour

1. La classification de l'Union européenne des produits CMR est appliquée en France. Au sens de l'article R 4411-6 du code du travail, sont considérés comme agents CMR toutes substances ou toutes préparations : « Cancérogènes (C) : substances et préparations qui, par inhalation, ingestion ou pénétration cutanée, peuvent provoquer un cancer ou en augmenter la fréquence. Ou/et mutagènes (M) : substances et préparations qui, par inhalation, ingestion ou pénétration cutanée, peuvent produire des défauts génétiques héréditaires ou en augmenter la fréquence. Ou/et toxiques pour la reproduction (R) : substances et préparations qui, par inhalation, ingestion ou pénétration cutanée, peuvent produire ou augmenter la fréquence d'effets nocifs non héréditaires dans la progéniture ou porter atteinte aux fonctions ou capacités reproductives. » (source : agence sanitaire).

2. Groupe 1 : l'agent est cancérogène pour l'homme ; groupe 2A : l'agent est probablement cancérogène pour l'homme ; groupe 2B : l'agent est peut-être cancérogène pour l'homme ; groupe 3 : l'agent est inclassable quant à sa cancérogénicité pour l'homme ; groupe 4 : l'agent n'est probablement pas cancérogène pour l'homme.

les additifs alimentaires, on parle de **dose journalière admissible (DJA)**, qui correspond à la quantité maximale d'un produit chimique autorisée dans une denrée alimentaire dans l'horizon d'une consommation « à vie » par un être humain. Ce concept, couramment admis par une partie de la communauté scientifique, est très contestable en soi, car la physiologie de l'homme se modifie avec l'âge. L'effet d'une substance diffère lors de l'embryogénèse, chez un jeune enfant en plein développement ou chez une personne de 60 ans. Or cet aspect est insuffisamment pris en compte dans le calcul actuel des DJA. Par ailleurs, en cas de troubles ou de maladie (et la prise de médicaments qui va de pair), devrait être définie une DJA spécifique, ce qui n'est pas le cas. Enfin, le calcul de ces DJA ne prend pas en considération l'association avec diverses autres substances chimiques (hors médicaments) qui peuvent augmenter ou potentialiser les effets toxiques de la substance analysée. Ce n'est pas nécessairement la dose qui fait le poison !

Concernant les produits « phytosanitaires » que sont les pesticides (qui tuent les insectes, les microchampignons, des « mauvaises » herbes), une **limite maximale de résidus (LMR)** autorisée a été définie par les autorités. Ces LMR sont également critiquables car elles ne prennent pas en considération, là aussi, des effets de l'association de pesticides. Par ailleurs, elles ne sont pas assez régulièrement réévaluées. En décembre 2012, l'Europe (Direction générale de la santé et des consommateurs) a proposé d'introduire une variabilité pour prendre en compte l'incertitude analytique et les différences entre laboratoires. Résultat : les dépassements de LMR seront... moins comptabilisés, car ce ne seront pas les valeurs mesurées qui seront prises en compte, mais l'intervalle d'incertitude, qui va jusqu'à deux fois la valeur mesurée (dénoncé en premier par l'association Générations Futures). On peut désormais revoir artificiellement les LMR à la hausse en toute légalité, et nul doute que ce calcul permettra d'annoncer une baisse de résidus de pesticides dans les fruits et légumes lors de futurs contrôles et dans les publicités. Nous le voyons bien, et nous en reparlerons au fil du livre, la toxicologie a besoin de faire sa révolution !

Terminons en mettant en rapport la nocivité du produit en soi et l'exposition de l'homme. La **biodisponibilité** correspond à la fraction de la substance qui va atteindre la circulation sanguine et avoir une action. Cette notion importante est évaluée sur une échelle de 0 à 100 %, car la toxicité d'un produit dépend de cette biodisponibilité. Dans ce cadre, il faut bien différencier le danger du risque. Un produit peut être très dangereux (les champignons vénéneux, par exemple), mais le risque est nul si vous vous tenez à distance. De même, pour un produit chimique de synthèse toxique dangereux, si le risque d'exposition est quasi nul, votre santé ne sera pas mise en péril.

Réglementations et lois

Face aux incertitudes et aux dangers potentiels, le législateur a judicieusement introduit dans la loi le **principe de précaution**, un principe d'action responsable que divers lobbies tentent malheureusement régulièrement de remettre en question. Il s'agit de prendre des mesures de prévention lorsqu'un faisceau de présomptions suffisamment élevé indique un **risque** pour la santé. On compare le risque par rapport au **bénéfice** à être exposé à telle ou telle substance. Mais cette interprétation a ses limites. Bien souvent les nouveaux produits chimiques comme les nanoparticules ou les OGM sont présentés comme sans risque avéré, faute de « critères strictement scientifiques » prouvant leur nocivité. Si ces produits sont consommés à très faibles doses, répondent certains experts, ils ne peuvent pas poser de problèmes sérieux. Leur impact ne pourra être que faible, voire très faible. Mais, on l'a vu, le dogme de Paracelse selon lequel « c'est la dose qui fait le poison » est dépassé.

ml	millilitre........	0,001 litre
cl	centilitre	0,01 litre
dl	décilitre	0,1 litre

pg	picogramme....	0,000 000 000 001 gramme 10^{-12} g
ng	nanogramme...	0,000 000 001 gramme 10^{-9} g
mcg (ou µg)..	microgramme..	0,000 001 gramme $^{10-6}$ g
mg	milligramme....	0,001 gramme 10^{-3} g

En effet, les normes définissant la concentration des produits à partir de laquelle ils deviennent toxiques sont mal évaluées, car la plupart des substances chimiques utilisées n'ont même pas été soumises à des tests toxicologiques complets prenant en compte les effets cocktails, le moment de l'exposition, l'état physiologique et le fait de prendre ou non des médicaments. Par exemple, dans le cas des pesticides, ce sont les métabolites qui posent souvent le plus de problèmes, ou les adjuvants destinés à favoriser la pénétration du produit dans la cellule. Or au nom du secret de fabrication, leur composition et/ou concentration ne sont pas toujours divulguées. Par ailleurs, que dire du choix des espèces pour évaluer la toxicité des pesticides : on accepte que les tests soient réalisés sur des vers de terre (*E. fetida*) qui, d'une part, ne sont pas présents dans les sols cultivés (mais plutôt dans le compost et le fumier) et, d'autre part, sont environ trois à quatre fois moins sensibles que les vers qui y sont réellement présents (*A. caliginosa* et *Lumbricus terrestris*). Ce qui fait dire à la chercheuse du laboratoire d'écotoxicologie du sol de l'Inra Céline Pelosi qu'« il serait plus pertinent d'utiliser *A. caliginosa*[1] » et que les tests d'homologation, et pas seulement ceux destinés aux pesticides, sont malheureusement pour partie obsolètes. **Ces normes sont parfois fondées sur des critères vieux de plusieurs décennies, et elles n'assurent qu'une fausse sécurité**. Tout au plus peut-on les considérer comme un repère, mais insistons bien sur le fait qu'elles n'offrent, pour la plupart, pas de garanties suffisantes en termes de sécurité sanitaire.

Le principe de responsabilité

Face aux progrès technologiques croissants et à leurs conséquences sur la santé de l'homme a été développée la notion de principe de responsabilité, qui préconise de ne pas développer des technologies susceptibles d'altérer la santé. Il s'agissait d'une notion éthique d'autocontrôle. Ce fut un échec, car les industriels ne l'ont pas mise en œuvre, ou insuffisamment, se contentant de suivre des réglementations qu'ils savaient pourtant inadaptées. Le principe de précaution a fort heureusement été inscrit dans la constitution en France en 2005, qui « permet de réagir rapidement face à un possible danger pour la santé humaine, animale ou végétale, ou pour la protection de l'environnement. En effet, dans le cas où les données scientifiques ne permettent pas une évaluation complète du risque, le recours à ce principe permet, par exemple, d'empêcher la distribution ou même de retirer du marché des produits susceptibles d'être dangereux » (source : www.europa.eu, synthèse de la législation de l'Union européenne).

1. *Le Figaro*, 27 décembre 2012.

☞ Pour en savoir plus

Le schéma ci-dessous résume les différentes cibles possibles d'un produit chimique toxique de synthèse.

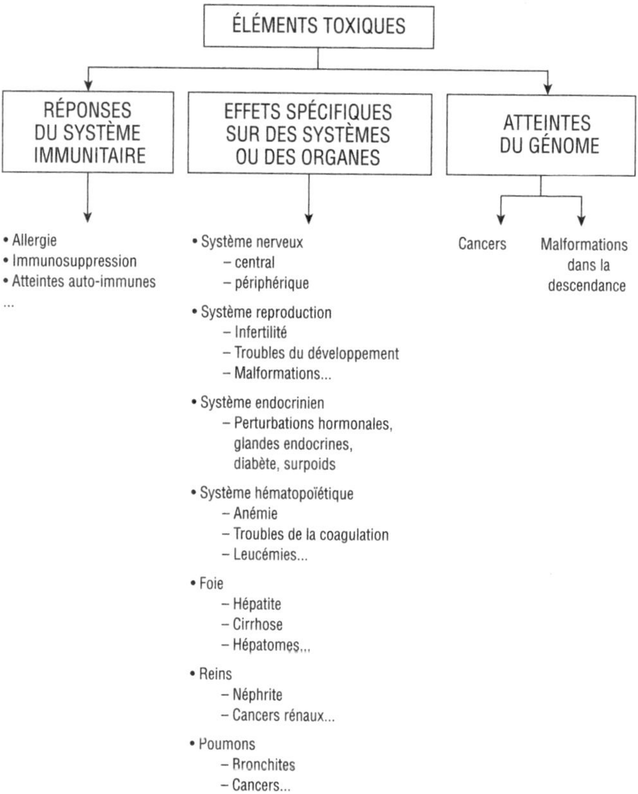

Schéma 2.
Principales cibles biologiques des éléments xénobiotiques toxiques (liste non exhaustive)

2

ADDITIFS ET PLASTIQUES ALIMENTAIRES
Éviter les nouveaux dangers

Faut-il se méfier des additifs alimentaires ? Ces additifs sont des substances de synthèse aussi bien minérales qu'organiques ou naturelles ajoutées aux aliments de façon intentionnelle : colorants, conservateurs, émulsifiants, édulcorants... Historiquement, on en a toujours utilisé dans différents aliments, par exemple pour les colorer (le curcuma, la betterave...), pour les conserver (le sel), mais ces produits étaient naturels. S'ils ont servi à améliorer sensiblement la conservation des aliments, leur utilisation actuelle vise également des fins purement marketing : modification de l'aspect et de la texture des produits alimentaires pour les rendre plus attractifs mais aussi pour réduire leur coût de production et faciliter leur fabrication. Au final, ces additifs perturbent la physiologie de l'homme, créant parfois divers maux, tels des troubles de la digestion ainsi que toute une série d'effets secondaires sur lesquels nous reviendrons.

La majorité des additifs employés aujourd'hui sont des produits de synthèse, dont les effets – quoi qu'en disent les industriels – sont insuffisamment étudiés en termes d'impact sur la santé. Il n'existe pratiquement aucune publication évaluant leurs interactions, ou leurs réac-

tions avec d'autres substances chimiques comme les médicaments ou les résidus de pesticides.
Certes, chacun de ces additifs subit des tests de toxicité, mais les méthodologies sont-elles les bonnes ? Les expérimentations animales portent uniquement sur des périodes courtes (quelques semaines), qui sont insuffisantes au regard de l'exposition humaine réelle à ces produits, d'autant qu'il existe, rappelons-le, des périodes de vulnérabilité plus importantes selon l'âge et la santé. Ainsi, les effets peuvent se révéler particulièrement nocifs lors de la formation des organes (développement embryonnaire) ou, au jeune âge, pendant la période de croissance. Des doses à ne pas dépasser, les doses journalières admissibles (DJA) ont été fixées, mais l'analyse de leur pertinence scientifique laisse parfois à désirer.
Concernant par exemple l'aspartame (E951), un édulcorant, la dose journalière est fondée, selon les rapports officiels eux-mêmes, sur certains résultats financés par les industriels et datant parfois de plus de 30 ans (avant la mise en place de protocoles de bonnes pratiques de laboratoire). Surtout, ils n'ont jamais été publiés dans des revues scientifiques, c'est-à-dire qu'ils n'ont jamais été soumis à l'approbation ou l'infirmation d'un comité de lecture scientifique. Très rapidement d'ailleurs, des toxicologues, comme Jacqueline Verrett (toxicologue à la FDA, Food and Drug Administration aux États-Unis), ont estimé que l'on n'aurait pas dû prendre en considération ces études. Elle a affirmé sous serment qu'« aucun protocole n'était écrit avant que l'étude ne soit mise en route ; les animaux n'étaient pas étiquetés de façon permanente ; des tumeurs étaient enlevées et les animaux étaient remis dans l'étude ; des animaux étaient enregis-

trés comme morts, mais des enregistrements ultérieurs les classaient comme vivants [...]. Au moins une de ces aberrations aurait suffi à annuler cette étude destinée à évaluer un additif alimentaire [...]. Il est impensable que n'importe quel toxicologue, après une évaluation objective des données résultant d'une telle étude puisse conclure autre chose que l'étude était ininterprétable et sans valeur et qu'elle devrait être refaite[1] ». Or, encore aujourd'hui, toute discussion sur ce produit controversé qu'est l'aspartame se fait sur la base de cette DJA dont la base scientifique est discutable.

L'Europe n'a prévu d'avancer sa réévaluation que sous la pression notamment du Réseau Environnement Santé, mais jusqu'à présent elle ne fait pas la distinction entre les études indépendantes et celles financées par les industriels. Certes, les autorités sanitaires européennes ont fini par accepter de reconnaître les limites des connaissances scientifiques actuelles sur de nombreuses substances, et ont lancé un programme de réanalyse des additifs alimentaires, mais avec lenteur. Certains verront leur réévaluation établie seulement dans plusieurs années... d'ici à 2020 ! Malheureusement, celles-ci sont réalisées essentiellement à partir de données fournies par les industriels. Or ceux-ci donnent-ils l'ensemble des éléments en leur possession ? Les éléments présentés par les industriels aux autorités sanitaires ne sont-ils pas tout simplement partiels et partiaux ? En outre, il ne faut pas sous-estimer le poids de plusieurs lobbies cherchant à détricoter certaines des réglementations déjà

1. Jacqueline Verrett de la FDA a témoigné sous serment devant le Congrès américain en 1989 sur la qualité des études soumises ; rapporté notamment par Devra Davis, *The Secret History of the War on Cancer*, New York, Basic Books, 2007, p. 421.

très laborieusement mises en place ! Face à cette situation, il ne faut pas attendre pour agir individuellement. Il ne s'agit pas de rejeter tous les additifs – certains sont même autorisés dans les produits bio –, mais de limiter fortement leur usage. Les pouvoirs publics devraient se poser la question de l'utilité pour nombre d'entre eux. Pour chacun, le bénéfice par rapport au risque devrait être bien plus correctement évalué scientifiquement, et de façon plus rigoureuse, afin de réduire l'usage de tous ceux qui ne sont pas essentiels.

Les nanoparticules

La révolution des « nanos »

Une des nouveautés majeures concernant les additifs alimentaires, et qui nous a été imposée sans aucune concertation, réside dans l'utilisation massive des nanoparticules. Il s'agit de particules dont l'unité est le milliardième de mètre (10^{-9}). Cette forme confère à la matière de nouvelles propriétés dont les effets spécifiques sur la santé sont actuellement, là aussi, imparfaitement évalués. Voici ce que l'on peut lire dans un rapport officiel : « Il convient de noter que des substances peuvent avoir été autorisées comme des additifs ou auxiliaires technologiques sous une forme conventionnelle et être depuis développées, commercialisées et utilisées dans l'alimentation sous forme nanoparticulaire sans obligation de nouvelles notifications, évaluations ou autorisations préalables[1]. » Autrement dit, les industriels utilisent de nouveaux composés pouvant modifier notamment la

1. Afssa, « Nanotechnologies et nanoparticules dans l'alimentation humaine et animale », mars 2009.

texture des aliments, alors qu'ils n'ont même pas fait l'objet au préalable d'études d'innocuité incontestées, utilisant, en plus, des appellations ne correspondant pas à la réalité du produit mentionné. Est-ce admissible ? Comme il n'y a pas d'obligation d'étiquetage de ces substances, il n'existe pas de registres officiels des produits en contenant, d'où la difficulté d'identifier leur présence. Certes, le décret du 17 février 2012 stipule qu'à partir de 2013 les fabricants et distributeurs de produits contenant des substances nanoparticulaires devront faire des déclarations aux autorités à partir d'un certain seuil. Mais celles-ci auront-elles la possibilité de contrôler tous les produits ? D'autant que certaines informations resteront « confidentielles » au nom du secret industriel. Les investissements dans le développement des nanoparticules sont colossaux et se chiffrent en milliards de dollars selon la revue *Food Policy* de mars 2011. Les prévisions mentionnent des investissements, tous secteurs confondus, dépassant 1 000 milliards de dollars d'ici à 2020 ! À n'en pas douter, après l'omerta, cette technique se fera accepter grâce à un subtil marketing associant par un mécanisme bien huilé des scientifiques visant à rassurer le public ou à entretenir la cacophonie s'ils n'arrivent pas à présenter le procédé comme sans danger. Le tout associé, bien sûr, à des études orientées dans le sens souhaité et à une avalanche de publicités plus ou moins honnêtes. Une fois de plus, les consommateurs seront mis devant le fait accompli s'ils ne réagissent pas.

Attachons-nous, à titre d'exemple, à deux produits pouvant se présenter sous forme nanoparticulaire : le dioxyde de titane E171 (TiO_2) et le dioxyde de silicium E551, plus connu sous la dénomination de silice

(SiO_2). Le dioxyde de titane est un colorant blanc utilisé pour blanchir différents produits comme certaines vinaigrettes prêtes à l'emploi, des produits cuits industriels, différentes friandises. On peut le trouver aussi dans des produits cosmétiques, où il sert à augmenter la brillance. Sous sa forme minérale classique, il s'agit d'une molécule neutre « chimiquement inerte », mais il n'en va pas de même sous d'autres formes, notamment celle nano. Chez l'homme, cette dernière peut s'infiltrer jusqu'aux cellules et déclencher des atteintes de type inflammatoire potentiellement graves (activités catalytiques oxydantes). Par ailleurs, selon certaines études expérimentales, la diffusion des nanos peut atteindre le foie, les reins et le cerveau. Des études complémentaires doivent être diligentées au plus vite. La silice nanométrique, sous sa forme nano, a aussi des effets différents de la forme minérale classique. Comme les autres nanos, elle n'est actuellement pas étiquetée en fonction de la forme physique sous laquelle elle est présente. Où peut-on en trouver ? Dans différentes sauces condimentaires, mais aussi dans de multiples poudres, pour son effet antiagglomérant, c'est-à-dire pour empêcher le produit de devenir compact et collant.

Liste des produits ayant de forts risques de contenir des nanoparticules

E171	Dioxyde de titane : colorant blanc
E551	Dioxyde de silice (silice) : antiagglomérant

D'une manière générale, soyez méfiants avec la plupart des antiagglomérants puisque nous manquons encore d'informations :

E535	Ferrocyanure de sodium
E536	Ferrocyanure de potassium
E538	Ferrocyanure de calcium
E552	Silicate de calcium
E553	Silicate de magnésium
E553 b	Talc

Attention, il est malheureusement impossible aujourd'hui de vous donner une liste exhaustive des additifs pouvant contenir des particules nanométriques. Selon G. Briand et A. Picot, des sauces tomate peuvent par exemple « contenir du lycopène nanométrique pour les colorer et de la silice nanométrique pour les épaissir ». Les additifs nanométriques sont utilisés discrètement et à votre insu avec un défaut d'information patent. Commencez par éviter ceux que nous venons de citer, qui peuvent être présents dans les produits conventionnels. La fabrication de nombreux additifs peut être issue de technologies nano*. En bio, des engagements ont été pris pour ne pas en utiliser.

*Marcel Lahmani, Catherine Bréchignac, Philippe Houdy, *Les Nanosciences*, t.2 : *Nanomatériaux et nanochimie*, Belin, 2006.

Un scandale sanitaire ?

L'Union européenne a autorisé à « étendre » l'utilisation des différents types d'antiagglomérants à des quantités plus élevées que celles actuellement autorisées (règlement UE n° 1129/2011 de la commission du 11 novembre 2011). En fait, ce règlement est supposé ne concerner que ses formes minérales, mais pourquoi laisse-t-il libre cours à l'usage de la forme nanométrique ? Ce problème sanitaire est préoccupant d'autant qu'aucune précaution particulière d'utilisation n'est requise pour les femmes enceintes. Or, selon toute vraisemblance, ces nanoparticules peuvent, au vu d'études expérimentales chez l'animal, passer la barrière placentaire et atteindre l'embryon. Les conséquences sur la santé du futur bébé, enfant, et adulte ne sont absolument pas évaluées ! En attendant que soient menées de sérieuses études épidémiologiques sur le sujet, les industriels utilisent les nanoparticules en toute tranquillité. Pour l'anecdote, le directeur général de la santé et de la protection des consommateurs de la Commission européenne avait demandé, au cours d'une réunion avec des industriels en 2007, que se lèvent ceux qui n'utilisaient pas les nanotechnologies ; tout le monde était resté assis... Les industriels savent parfaitement ce qu'ils mettent dans leurs produits alimentaires. Pourquoi, s'ils estiment qu'il n'y a aucun risque, ne mentionnent-ils pas la présence de nanoparticules ou l'utilisation de techniques nanoparticulaires ?

Soyons clairs, l'utilisation de nanomatériaux peut rendre de grands services dans certains domaines, par exemple en permettant une meilleure application des peintures sur la tôle des voitures, en réduisant le nombre de couches de peinture dans les bâtiments, en rendant plus solide l'acier des ponts ou l'élasticité de certains produits... Les nanoparticules d'argent ont, pour leur part, des vertus antibactériennes. Mais l'impact sur la santé et les conséquences de la dispersion massive des nanoparticules manufacturées d'origine industrielle dans la nature ne sont pas encore suffisamment évalués. Elles semblent toutefois modifier la qualité de l'eau, du sol ou de l'air et avoir un réel impact sur les écosystèmes. Que se passe-t-il lors de l'incinération de déchets en contenant (comme les emballages alimentaires, les nanomatériaux étant de plus en plus utilisés comme agents antiodeurs, capteurs d'humidité, imperméabilisants...) ? Que de domaines scandaleusement laissés de côté !

Il convient aussi de mieux protéger – et ce de façon urgente – tous ceux qui travaillent dans les ateliers et manipulent directement les particules nanométriques. Cela est du ressort de la médecine du travail. Une réglementation certes existe, mais est-elle suffisante ? En mai 2012 tombe au niveau européen cette information sidérante : le gouvernement allemand annonce[1] qu'il confie au « géant de la chimie BASF une étude sur l'impact sanitaire des nanoparticules, un projet sur quatre ans qui devrait coûter 5 millions d'euros au total et donnera à l'Allemagne un rôle dirigeant dans la recherche sur la sécurité des nanomatériaux ». Pourquoi ce ne sont pas les pouvoirs publics au niveau européen qui diligentent un tel projet à l'aide d'un financement public ? Que dira la justice sur les nanoparticules si elle est saisie ? Il est bien évident que, s'il est confirmé que certaines nanoparticules industrielles peuvent, en pénétrant dans les cellules de l'organisme, provoquer des troubles respiratoires (les nanoparticules de carbone), des modifications des défenses immunitaires et même des cancers, la justice ne pourra qu'estimer que la protection des consommateurs n'aura pas été suffisamment assurée. Que dire de l'inertie des pouvoirs publics, doublée de leur autorisation à laisser sur le marché certains produits probablement au nom d'intérêts économiques, ou du laisser-faire des assureurs, qui pourraient imposer des réglementations pour se protéger d'éventuels recours...

1. Rapporté dans le *Journal de l'environnement*.

Les additifs : leurs rôles, leurs effets indésirables

Les substances cancérogènes possibles

Quand on se penche sérieusement sur la question, il est frappant de voir à quel point les additifs sont présents dans l'alimentation transformée. Au niveau individuel, la prudence incite à éviter les additifs au maximum. Ces substances, sous leurs formes conventionnelles, sont mentionnées sur les étiquettes. Nous vous en présentons quelques-unes, emblématiques pouvant poser problème. La liste exhaustive est à retrouver dans le guide en fin d'ouvrage.

Le BHA ou antioxygène E320 (même si, comme toujours, il existe des études contradictoires concernant les effets en termes de toxicologie), est classé comme cancérogène possible pour l'homme, c'est-à-dire dans le groupe 2B par le Centre international de recherche sur le cancer (p. 32). Cet additif utilisé par les industriels pour limiter les processus d'oxydation s'avère être un perturbateur endocrinien, interférant avec l'activité hormonale œstrogénique (p. 279). On le suspecte aussi de rendre les enfants hyperactifs encore plus agités. Où trouve-t-on ce BHA ? Par exemple, dans certains chewing-gums, dans des purées, mais aussi dans des soupes industrielles et différents autres produits alimentaires transformés prêts à consommer, notamment à destination des enfants. Lisez bien les étiquettes : il est facile à repérer, et donc à éviter.

Même attitude pour son cousin, le BHT E321 (mais il est dans le groupe 3, non classable). On le trouve dans diverses préparations à base de corps gras mais, compte

tenu de son instabilité à température élevée, il demeure moins utilisé que le BHA.
De nombreux autres additifs posent question. Il faut toujours raisonner, comme nous l'avons déjà expliqué, en termes de rapport bénéfice/risque. Par exemple, pour les nitrites codes E249 à E252, qui sont des conservateurs, une très faible exposition ne semble pas avoir d'impact sur la santé, alors que le risque de botulisme augmente s'ils ne sont pas utilisés, notamment pour les charcuteries. Les grands consommateurs de ces produits et autres salaisons et viandes en conserve doivent néanmoins savoir que cet additif vient d'être classé dans la catégorie 2A par le Centre international de recherche sur le cancer, c'est-à-dire probablement cancérogène pour l'homme. Des absorptions régulières entraînent des risques. Son association avec les E200 (acide sorbique) à E203 (sorbate de calcium) potentialiserait les effets néfastes ! En plus, les charcuteries contiennent de fortes concentrations en acides gras saturés déconseillés pour la santé et le gras stocke des polluants organiques persistants qui ont eux aussi des effets négatifs.

Additifs et troubles du comportement

Certains additifs sont suspectés d'entraîner ou de favoriser des troubles du comportement, notamment chez les enfants hyperactifs. Des éléments plaident pour limiter l'exposition de ces derniers à divers colorants, surtout en association avec des conservateurs de type acide benzoïque (E211) et ses dérivés. Le BHA (E320), comme nous venons de le mentionner, fait aussi partie des additifs suspects dans ce domaine.

Colorants suspectés
de pouvoir rendre les enfants hyperactifs encore plus agités

Type d'additifs	Colorants
E102	Tartrazine
E104	Jaune de quinoléine
E110	Jaune orange S
E122	Carmoisine
E124	Amarante
E129	Rouge allura AC
	Conservateurs
E210 à E213	Acides benzoïques et ses dérivés (benzoates)
	Antioxydant
E320	BHA

Même si les études méritent d'être confirmées et/ou approfondies, on ne voit vraiment pas quel intérêt il y aurait à exposer régulièrement les enfants à des produits au sujet desquels il existe des doutes.

Les parabènes

Les parabènes suscitent beaucoup de commentaires contradictoires. Analysons la situation. Il s'agit de conservateurs dont l'origine est double : synthétique (mentionnée par E214 à E219 sur les étiquettes), mais aussi naturelle. Leur fonction consiste à empêcher la dégradation oxydante des produits dans lesquels ils sont inclus. Ils sont présents dans divers fruits, comme les framboises. Naturellement en petite quantité dans les fruits frais, ils en limitent le pourrissement. Mais leur utilisation très large sous forme ajoutée dans l'alimentation, les cosmétiques et divers produits de soins augmente singulièrement le niveau d'exposition. Sur le plan de leur utilisation industrielle, dans les aliments transformés, mais aussi dans les cosmétiques et les médicaments, ils agissent en allongeant leur durée de vie. Deux sources de contact avec les parabènes existent donc : la voie orale (aliments, médicaments) et la peau (cosmétique). Par voie orale, ils sont en grande partie détruits par des sucs digestifs[1] et métabolisés. Par la voie cutanée (application de cosmétiques), ils pénètrent facilement et vont directement dans le sang. Or ce sont des perturbateurs endocriniens (p. 279-280) – dont les propriétés œstrogéniques sont toutefois des milliers de fois inférieures à celles de l'estradiol[2]. Mais, par simple prudence, il est raisonnable d'éviter les cosmétiques en contenant, et il est recommandé de réduire la consommation d'aliments avec parabènes ajoutés. Il en va de même pour les médicaments. Ils sont faciles à repérer, il vous suffit de lire les étiquettes et notices.

E214	Éthylparabène, hydroxybenzoate d'éthyle
E215	Éthylparabène sodique, hydroxybenzoate d'éthyle sodique
E216	Propylparabène, hydroxybenzoate de propyle
E217	Propylparabène sodique, hydroxybenzoate de propyle sodique
E218	Méthylparabène, hydroxybenzoate de méthyle
E219	Méthylparabène sodique, hydroxybenzoate de méthyle sodique

1. Hydrolyse par les enzymes de l'estomac, qui libèrent de l'acide parahydroxybenzoïque ensuite éliminé par les selles.
2. Il existe plusieurs formes chimiques pour les parabènes ; le méthyl- et l'éthylparabène sont a priori sans risque aux doses couramment utilisées. Les investigations se poursuivent pour le propyl- et butylparabène, qui semblent, du fait de leur plus grande solubilité dans les graisses, être plus actifs comme perturbateurs endocriniens.

L'aluminium controversé

L'aluminium est un des minéraux les plus rencontrés dans l'alimentation de type occidental comprise au sens large. On le trouve à des concentrations variables dans l'eau courante. Les sels d'aluminium sont en effet utilisés pour traiter l'eau du robinet contre les impuretés organiques et par là éviter qu'elle soit trouble.
L'aluminium est aussi présent à très faible concentration dans l'alimentation solide car ce minéral fait partie de la croûte terrestre diffusant dans les végétaux. Sous forme ajoutée, on le trouve, outre dans diverses eaux, comme additif alimentaire et dans certains ustensiles de cuisine. L'exposition excessive, inhabituelle pour la physiologie de l'homme, augmente très significativement depuis plusieurs décennies. Cet aluminium absorbé en excès est de plus en plus incriminé dans l'apparition de divers troubles ou maladies. Il peut provoquer par exemple des inflammations au niveau des intestins en altérant leur paroi interne[1]. Sur le plan digestif, il est également suspecté de pouvoir modifier la composition des bactéries normalement présentes dans l'intestin.
Les autorités sanitaires européennes s'inquiètent de l'impact de l'aluminium, surtout sur les neurones, dès lors qu'il arrive en grande quantité au cerveau. Sur le plan expérimental (chez les animaux), il favorise l'apparition de maladies neurologiques dites dégénératives

1. « L'aluminium : implication d'un facteur environnemental dans la physiopathologie des maladies inflammatoires intestinales », G. Pineton de Chambrun, C. Vignal, M. Body-Malapel, M. Djouina, F. Altare, A. Cortot, J.-F. Colombel, C. Neut, P. Desreumaux, Congrès de la JFHOD, 2010. Il pourrait ainsi être l'un des facteurs impliqués dans le développement des maladies dites « chroniques inflammatoires de l'intestin » (MICI), la maladie de Crohn.

avec perte de mémoire et troubles de la concentration. La toxicité de l'aluminium n'est pas une vue de l'esprit, et certains toxicologues comme Henri Pézerat ont pris position de manière très critique à son encontre. Celle-ci peut être bien réelle, notamment par sa présence, dans l'eau mais tout dépend de la forme et du degré d'exposition. Actuellement, les autorités européennes estiment que « la principale voie d'exposition à l'aluminium pour la population générale est celle de l'alimentation », mais, pour elles, « l'aluminium dans l'eau de boisson représente une [autre] source mineure d'exposition ». Ce type d'affirmation a priori rassurante semble omettre le fait que différents éléments présents dans l'eau, comme la silice[1], jouent un rôle non négligeable sur son degré d'assimilation. Aussi, dans la controverse sur les effets de l'aluminium, il faut toujours bien analyser l'ensemble de la composition de l'eau. Au niveau des aliments, on le retrouve sous forme de complexes organiques à une concentration habituelle de moins de 5 milligrammes par kilo d'aliment[2] ; un peu plus pour les feuilles de thé, les produits à base de cacao, ainsi que les épices et, semble-t-il, les moules dans certaines zones géographiques, qui fixeraient facilement ce métal.

Comment limiter l'exposition à l'aluminium ? On peut bien sûr réduire la prise des aliments que nous venons de citer, mais on ne consomme pas ceux-ci en grande

1. En quantité importante, celle-ci induit la formation de silicate d'aluminium, peu assimilable.

2. L'exposition humaine à l'aluminium par l'alimentation est estimée entre 1,6 et 13 mg par jour selon les autorités européennes (Efsa, 2010) et les recommandations sont de ne pas dépasser une dose hebdomadaire (DHT : dose hebdomadaire tolérable) de 1 mg d'aluminium par kilo de poids corporel, soit par exemple 60 mg par semaine pour une personne de 60 kg.

quantité, et les hommes en ont toujours absorbé. C'est résolument de certaines eaux traitées par l'aluminium qu'il faut se préoccuper en premier lieu, en commençant par vérifier sa présence et sa concentration dans l'eau de sa commune (ces données sont accessibles à tous, p. 286).

Ensuite, il faut éviter, d'une part, les aliments transformés dans lesquels des additifs à base d'aluminium sont ajoutés et, d'autre part, limiter les contacts prolongés avec des ustensiles de cuisine pouvant favoriser la migration de ce minéral, même si les autorités européennes se veulent là aussi rassurantes. Selon l'agence sanitaire européenne, si la brièveté du contact avec le papier d'aluminium lors de la cuisson en papillote entraîne une très faible migration de cet élément dans la plupart des aliments, il n'en va pas de même pour les migrations à partir d'ustensiles de cuisine : « En présence d'acides et de sels, l'utilisation de casseroles et de saladiers en aluminium et de papier d'aluminium ménager pour des aliments comme la rhubarbe, la purée de tomates ou les harengs salés, pourrait entraîner une augmentation de concentration en aluminium dans ces aliments. L'utilisation de récipients et de plateaux en aluminium pour les plats cuisinés et de restauration rapide pourrait accroître modérément les concentrations en aluminium, en particulier dans les aliments contenant de la tomate, différents types de conserves au vinaigre et le vinaigre lui-même. » L'utilisation de film à base d'aluminium avec les produits « acides » est donc particulièrement déconseillée. Pour les autres, il ne semble pas y avoir de migrations significatives mais, d'une manière générale, il est plus opportun d'utiliser des alternatives ou tout simplement, de temps en temps, du papier sulfurisé.

En résumé, afin de limiter l'exposition à l'aluminium d'origine alimentaire, il est nécessaire avant tout d'éviter les additifs suivants – en sachant que les taux d'assimilation par l'organisme sont variables :

E173	Aluminium, présent notamment dans l'enrobage de diverses confiseries, pâtisseries industrielles	Colorant gris
E520 à E523	Sulfate d'aluminium, peut être mélangé à des préparations industrielles à base d'œufs, à des confiseries diverses	Affermissant
E541	Phosphate d'aluminium, autorisé dans certaines pâtisseries ; pour les produits vendus en vrac, il est difficile de connaître la composition exacte.	Poudre à lever
E554 à E559	Silicate d'aluminium*, présent dans de nombreux aliments industriels	Antiagglomérant
E 1452	Octényl succinate d'amidon d'aluminium	Émulsifiant

* Assimilation faible sous forme conventionnelle. Certains comme le E558 (bentonite) et le E559 (kaolin) sont autorisés notamment dans les aliments bio. Pour les produits conventionnels, il ne semble pas y avoir d'impact négatif pour autant qu'ils ne soient pas présents sous forme nanoparticulaire.

Il existe aussi des sources non alimentaires d'exposition :
– Certains médicaments peuvent contenir de l'aluminium, par exemple des produits « antiacide » sous forme de sachets ou de suspensions buvables donnés en cas de douleurs et d'inflammations de l'estomac (gastrite). Sur le long terme, ces produits peuvent avoir plusieurs effets, comme diminuer l'absorption de phosphates, ce qui n'est pas souhaitable, notamment pour les enfants. Parlez-en à votre médecin car il existe des alternatives thérapeutiques à ces produits.
– On peut être aussi exposé par les cosmétiques et plus particulièrement par les déodorants (chlorhydrate d'alu-

minium). La meilleure des attitudes consiste à choisir les cosmétiques qui n'en possèdent pas. Pour cela, il suffit de lire les étiquettes.

– En dentisterie, des céramiques et ciments peuvent aussi contenir de l'aluminium (Al_2O_3), mais le degré de diffusion est, à l'heure actuelle, imparfaitement connu.

– Concernant les vaccinations, l'aluminium utilisé (adjuvant sous forme d'hydroxyde d'aluminium ou de phosphate) par la voie sous-cutanée a été considéré par les autorités sanitaires comme sans danger. On observe néanmoins l'apparition d'inflammations douloureuses et des « myofascites à macrophage[1] » ou de nodules inflammatoires sous forme de granulomes (nodules indurés sous la peau) douloureux au lieu d'injection des vaccins. Certains proposent de procéder à des injections plutôt intramusculaires, mais cela ne ferait qu'augmenter le risque de retrouver l'aluminium en plus forte concentration dans le sang et majorerait le contact avec le cerveau qui doit à tout prix être évité. En outre, la voie intramusculaire semble assurer une moins bonne immunité que la voie sous-cutanée. Cela dit, la moitié des vaccins ne contient tout simplement pas d'aluminium comme adjuvant sans que cela compromette leur efficacité. Mais son utilisation permet d'abaisser le coût de fabrication du vaccin pour

1. À la suite d'une lésion inflammatoire localisée au point d'injection, des douleurs musculaires et articulaires secondaires accompagnées de fatigue chronique ont été observées. Ces symptômes sont réunis sous le terme de myofascite à macrophage (MFM). Des biopsies musculaires au niveau des points d'injection des vaccins ont montré la présence d'aluminium dans des structures appelées macrophages entre les fibres musculaires. Toutefois, si le lien avec les vaccinations reste à approfondir, il est totalement incompréhensible qu'une dynamique de recherches n'ait pas été diligentée plus tôt, compte tenu notamment des travaux du chercheur de l'Inserm, le Pr Romain Gherardi, qui a lancé l'alerte dès 1993 !

les industriels. Autrefois, on utilisait du phosphate de calcium à la place de l'aluminium, mais les risques d'abcès aux points d'injections étaient bien plus fréquents. On peut donc parfaitement concevoir qu'il soit possible sur le plan technologique de trouver des alternatives à l'aluminium. Pourtant les pouvoirs publics ont attendu décembre 2012 pour demander à l'Agence du médicament (Ansm) de financer une étude indépendante sur les conséquences des sels d'aluminium dans les vaccins. L'annonce a été faite alors que des membres de l'association E3M, soutenue par le Réseau Environnement Santé, observaient une grève de la faim, qui n'a pris fin qu'à la suite d'engagements pris par le cabinet du ministre de la Santé. Il est là aussi incompréhensible que des vaccins sans hydroxyde d'aluminium n'aient pas été mis à la disposition des familles qui le souhaitent, alors que le doute existe depuis maintenant vingt ans. La vaccination est bien évidemment un formidable moyen de se prémunir contre différentes maladies, mais le principe *primum non nocere* (commencer par ne pas nuire) doit s'appliquer en priorité dans ce domaine avec des vaccins absolument sûrs.

Des OGM dans votre assiette

Vous pouvez trouver des produits OGM dans votre assiette et en bien plus grande quantité que vous ne l'imaginez. La réglementation impose la mention de leur présence s'ils représentent plus de 0,9 % du produit fini. Mais la mention « sans OGM » ne veut pas dire que l'animal dont est issu le produit n'a pas été nourri aux OGM. Cependant, certains distributeurs choisissent d'annoncer clairement que leurs produits ne sont pas issus indirectement d'une nourriture OGM avec les mentions : « nourri sans OGM » ou « issu d'animaux nourris sans OGM ». Nous reproduisons dans le guide en fin d'ouvrage (p. 269) la liste des OGM autorisés dans les additifs et dans l'alimentation, stupéfiant !

Les additifs non mentionnés

Dans la directive européenne (2000/13/CE) opératoire jusqu'en 2014, les dérogations à l'étiquetage de la composition des denrées alimentaires concernent notamment « les aliments présentés non préemballés à la vente ». Autrement dit, ne croyez surtout pas que tous les additifs sont mentionnés sur les produits alimentaires que vous achetez. Ceux qui sont vendus en vrac, semi-vrac et non emballés individuellement (le pain, par exemple) peuvent comporter une multitude d'additifs : les fruits secs vendus en vrac et traités aux sulfites ; des plats composés comme les pizzas, qui sont l'objet de nombreuses manipulations industrielles avec toujours la possibilité que certains ingrédients soient issus de cultures OGM. Et que dire de tous les aliments subissant des traitements par des « auxiliaires de technologie », c'est-à-dire des composés utilisés dans les différentes étapes de la transformation d'un produit alimentaire et dont des résidus peuvent persister ? Cela va des décolorants aux agents antimousse, en passant par divers solvants : « Leur utilisation peut avoir pour résultat la présence non intentionnelle, mais techniquement inévitable, de résidus de cette substance ou de ses dérivés dans le produit fini », selon l'agence sanitaire française. Bref, dans votre assiette vous pouvez trouver des résidus d'auxiliaires de technologies, de pesticides, d'additifs (autorisés, mais à des doses pas toujours bien évaluées scientifiquement), sans parler des molécules de certains emballages qui migrent dans les aliments, plastiques, encres, etc. : cela fait beaucoup, beaucoup trop ! Surtout si l'on prend en compte le fait que certains produits ajoutés ne sont même pas considérés comme des additifs, notamment certaines gélatines, le chlorure d'ammonium... D'ailleurs, ce n'est pas parce qu'ils n'ont pas d'effets toxicologiques néfastes a priori qu'un meilleur étiquetage n'est pas indispensable. Prenons par exemple la gélatine. Comment savoir si elle est issue de porc, de bœuf ou si elle est végétale ? si elle ne réduit pas l'assimilation de certains vitamines et minéraux présents dans les aliments ? Quant aux arômes[1], leurs mentions sont toujours quasiment incompréhensibles. Nous vous présentons en fin d'ouvrage un tableau permettant de les décrypter (p. 271). Toutes ces substances sont-elles suffisamment étudiées ? À quelle concentration peut-on les trouver ? Pourquoi les industriels ne communiquent-ils pas, ou si peu, sur les différentes étapes de la transformation des aliments ? La France a élaboré quelques mesures[2] qui doivent permettre une meilleure évaluation de ces produits, mais le niveau de contrôle de tous ces résidus possiblement présents est insuffisant à l'échelle européenne.

1. Cet aspect est développé dans nos précédents ouvrages *Impostures et vérités sur les aliments*, Fayard, 2007, et *Les 100 meilleurs aliments pour votre santé et la planète*, Fayard, 2009 (Le Livre de Poche n°s 31237 et 31929).

2. Notamment dans le cadre du décret n° 2011-509 du 10 mai 2011 et de l'arrêté du 7 mars 2011.

Face aux excès dans la transformation des aliments et à l'évaluation seulement partielle de leurs effets sur la santé, la règle absolue consiste à choisir des aliments bruts, le moins transformés possible, qu'ils soient frais ou surgelés. Si malgré tout vous achetez un produit transformé prêt à consommer, en dépannage, veillez à ce qu'il n'y ait pas plus de **3 additifs**, mesure évidemment arbitraire, puisque tous les additifs ne sont pas à considérer de la même manière, mais qui a le mérite d'éviter une exposition excessive.

Le guide des additifs à éviter

En l'état actuel de nos connaissances, certains des additifs pourraient et devraient même être évités. La liste complète des additifs pouvant être suspects à des degrés divers est reproduite dans le guide antitoxique en fin d'ouvrage (p. 264 et suiv.). Vous devriez le prendre avec vous pendant vos courses. Les études concernant leur impact sur la santé sont à poursuivre mais le problème du financement de ces analyses se pose. Face au risque de découverte d'effets négatifs sur la santé, les industriels sont généralement peu enclins à les approfondir, et les autorités publiques n'ont pas toujours les moyens de mener à bien certaines études, selon l'aveu même des responsables des agences sanitaires de contrôle[1]. Les évaluations des additifs se fondent sur différents paramètres, bien souvent insuffisants, particulièrement en termes d'analyse des effets combinés entre différentes molécules. Heureusement, sous la pression des

1. Audition des responsables des agences le 28 juillet 2012 à l'Assemblée nationale.

associations, des lanceurs d'alerte, de la presse et du public, de plus en plus d'industriels et de distributeurs limitent l'usage des additifs alimentaires comptant parmi les plus controversés.

Les additifs les plus controversés
(liste complète dans le guide en fin d'ouvrage, p. 264 et suiv.)

Colorants

Code	Nom	Aliments pouvant être concernés	Effets suspectés
E102 et E104*	Tartrazine et jaune de quinoléine	Bonbons, chewing-gums	Hyperactivité chez l'enfant, allergies, asthme Cancérogènes et mutagènes*
E110*	Jaune orangé S	Confiseries, pâtisseries, viennoiseries…	Allergies Soupçonné d'être cancérogène, à approfondir par des études
E122 et E124*	Rouge carmoisine, amarante, cochenille A	Confiseries, conserves de fruits, glaces…	Hyperactivité chez l'enfant, allergies
E150d*	Brun caramel au sulfite d'ammonium	Colas, sodas, vinaigres dits balsamiques	Allergies et troubles gastro-intestinaux Cancérogène chez certains rongeurs en fonction des doses

* Expériences menées sur des animaux.

Conservateurs

Code	Nom	Aliments pouvant être concernés	Effets suspectés
E221 à E228	Sulfite de sodium	Moutarde, vin…	Allergies, maux de tête
E214 à E219	P-Hydroxy-benzoate d'éthyle (parabènes)	Viandes transformées, charcuteries, pâtes, bonbons…	Parabènes, perturbateurs endocriniens
E210 à E213	Acide benzoïque et benzoates	Produits laitiers, pâtes à tartiner, bonbons, gommes à mâcher, boissons aromatisées sans alcool, plats cuisinés…	Chez certaines personnes, libération d'histamine et réactions pseudo-allergiques (urticaire, angio-œdème, broncho-constriction), hyperactivité chez les enfants (E211)

Antioxydants

E320 et E321	Butylhydro-xyanisole (BHA) et BHT	Certains chewing-gums, flocons de pommes de terre, purées en sachets, plats transformés…	E320 : cancérogène possible selon le CIRC E321 : hyperactivité suggérée chez les enfants en association avec certains colorants, non classable

Exhausteurs de goût

E621	Glutamate de sodium	Bouillons cubes, fonds de sauce, sauces, cuisine asiatique…	Allergies ou intolérances possibles, maux de tête parfois avancés, effet sur la vidange gastrique (ralentissement)

Additifs contenant de l'aluminium

Code	Nom	Aliments pouvant être concernés	Effets suspectés
E173	Colorants gris argenté	Dans de nombreux produits alimentaires	Les composés à base d'aluminium sont suspectés de favoriser les maladies d'Alzheimer et de Parkinson. Risques pour les personnes atteintes de maladies des os et des reins. Néanmoins le degré d'assimilation par l'organisme est très variable, le plus faible concernant probablement les silicates d'aluminium s'ils sont sous une forme conventionnelle, c'est-à-dire non nano.
E520 à E523	Sulfates d'aluminium	Saumures, fruits et légumes confits	
E541	Phosphate d'aluminium	Poudre synthétique à lever	
E554 à E559	Silicate d'aluminium	Antiagglo-mérants dans différents produits	
E1452	Octényl succinate d'amidon d'aluminium	Émulsifiant	

Phosphates

Code	Nom	Aliments pouvant être concernés	Effets suspectés
E541	Phosphate d'aluminium sodique acide	Dans de multiples produits comme épaississants, colorants, acidifiants...	Troubles digestifs Prudence en cas d'insuffisance rénale
E1412	Phosphate de diamidon		
E1414	Phosphate de diamidon acétylé		
E1442	Phosphate de diamidon hydroxypropylé		
E1413	Phosphate de diamidon phosphaté		
E1410	Phosphate de monoamidon		
E101	Phosphate-5 de riboflavine		
E341	Phosphates de calcium		
E343	Phosphates de magnésium	Dans de multiples produits comme épaississants, colorants, acidifiants...	Troubles digestifs Prudence en cas d'insuffisance rénale
E340	Phosphates de potassium		
E339	Phosphates de sodium		

Antiagglomérants synthétiques et colorants
(pouvant être présents pour certains sous forme « nano »)

Code	Nom	Aliments pouvant être concernés	Effets suspectés
E535 à E538	Ferrocyanure	Dans les aliments pour éviter qu'ils n'adhèrent entre eux : sel, riz parfois, traitement de surface de multiples produits	Impact sur la santé imparfaitement étudié
E554 à E559	Silicate d'aluminium		
E551 à E553b	Dioxyde de silicium, silicate de calcium et silicate de magnésium d'origine synthétique		
E171	Dioxyde de titane	Pour colorer les aliments en blanc : friandises, vinaigrette...	Idem

Édulcorants

E950 à E967	Acésulfame K (E950), aspartame (E951), cyclamates (E952), saccharine (E954), stévia (glycosides de stevial E960)	Aliments et boissons allégés, desserts, confiseries...	Aucun intérêt réellement démontré en termes de contrôle du poids. E951 : additif controversé pour lequel la dose journalière admissible est sujet à controverse. Potentiel cancérogène chez certains animaux (rongeurs) E952 : migraines et cancérogène possible expérimentalement dans certaines situations (sous l'action de bactéries ou associé à l'E954) E955 (sucralose) : données à appronfondir malgré son autorisation

Un grand nombre de ces additifs peuvent aussi se trouver dans des produits non alimentaires, essentiellement les cosmétiques et les médicaments.

Emballages plastique et ustensiles de cuisine

Impossible d'échapper au plastique tant il est omniprésent. Les plastiques représentent une catastrophe pour la planète, car, imparfaitement recyclés, ils s'accumulent partout, notamment au niveau des océans. Si tous les plastiques ne sont pas à considérer de la même manière en termes d'effets sur la santé, en particulier dans les emballages des aliments, il faut globalement s'en méfier au vu des informations partielles et parcellaires dont nous disposons. Une analyse plus fine est néanmoins possible[1], nous en mentionnons les grandes lignes avant que vous n'en trouviez le tableau récapitulatif dans le guide en fin d'ouvrage (p. 272).

– Les plastiques d'emballage alimentaire

La première règle consiste à ne pas chauffer les plastiques alimentaires. En effet, la chaleur favorise la migration d'éléments du plastique vers les aliments, même si certains résistent mieux que d'autres.
Deuxième règle : ne pas choisir des aliments qui ont trop longtemps séjourné dans le plastique, notamment celui qui tapisse les boîtes de conserve. Bien sûr, les doses de migration tolérées sont surveillées. Mais, par exemple, lorsque ces revêtements sont en matière dite

1. Telle que nous l'avons développée dans *Je maigris sain, je mange bien*, *op. cit.*

« époxy », elles peuvent contenir du bisphénol A (BPA) (p. 275), sans qu'il y ait aucune information. La prudence s'impose donc, d'autant que les normes de migration admises aujourd'hui ne le seront peut-être plus demain, à la lumière de nouveaux travaux scientifiques. La loi[1] votée interdisant l'usage du bisphénol A en contact avec les aliments n'entrera en vigueur qu'en 2015 – en 2013 pour les aliments destinés aux jeunes enfants. Le délai peut paraître long, d'autant que les industriels ont été alertés dès 1994 des méfaits possibles de la substance (lorsqu'il a été interdit dans les biberons, rares étaient les industriels qui n'avaient pas trouvé de solution de rechange en moins de trois mois). Le choix des conserves doit s'orienter vers les bocaux en verre, bien que le problème des couvercles ne soit pas entièrement résolu, certains pouvant contenir notamment des phtalates.

Les produits surgelés ne sont pas concernés par le problème, puisque le plastique très froid ne relargue pas d'éléments dans le contenu alimentaire (c'est le chauffage qui favorise les migrations). Évidemment, il ne faut pas réchauffer les aliments surgelés dans le plastique d'origine !

Comment s'y retrouver ? Il existe une petite aide : les plastiques sont marqués d'un triangle en relief (à peine visible) ayant un chiffre au milieu correspondant au type de classe de recyclage possible. Celui-ci donne des indications sur la nature des éléments constituant les plastiques. Ceux à éviter potentiellement ont les chiffres suivants :

7. Polycarbonates. Peuvent contenir du bisphénol A (BPA), c'est la pire des classes, celle de tous les « divers » plastiques.

1. Loi à l'initiative du député Gérard Bapt.

6. Polystyrène et autres styréniques. Les plastiques styréniques peuvent être alliés parfois avec du polycarbonate (source de BPA).
3. Polychlorures de vinyle, PVC souples et rigides. Si ceux d'origine française et européenne ne contiennent plus de bisphénol A depuis dix ans, des doutes subsistent sur de nombreux plastiques d'importation, notamment en provenance d'Asie.

– Films souples étirables

On entoure assez couramment diverses préparations alimentaires de films plastique souples pour les conserver et surtout pour les réchauffer au four à micro-ondes. Ces films étirables ont pour caractéristique d'être en PVC (chlorure de polyvinyle) plastifié. Les molécules destinées à assouplir le PVC sont des phtalates ayant des effets de perturbateurs endocriniens. Il est aussi possible de trouver des traces d'autres substances de synthèse. Lors du chauffage, toutes ces molécules peuvent migrer vers l'aliment en contact avec le film, l'effet étant majoré en présence de matières grasses. Plusieurs fabricants de ce type de films recommandent d'ailleurs tout simplement d'« éviter le contact avec les corps gras et la chaleur ». Pour réchauffer au micro-ondes, il est donc judicieux de toujours disposer les aliments entre deux assiettes ou idéalement dans un récipient en verre ou en vraie céramique.

– Silicone

Comment sont composés ces moules et minicocottes ? Tous les matériaux de synthèse en plastique ont des températures de mise en forme de l'ordre de 200 à 250 °C, pas si éloignées des températures rencontrées en cuisine, notamment en pâtisserie. Bernard Petit, chimiste et ingénieur plasturgiste, nous a indiqué lors de nos entretiens que « la composition de ces matériaux est difficile à obtenir, certains fabricants déclarant ne pas utiliser de plastifiants ». Toutefois, il fait remarquer que « lorsque l'on [se] frotte les doigts après avoir touché un moule en silicone on éprouve très souvent une sensation glissante, preuve que des molécules se sont détachées du matériau ». Les contrôles sont-ils suffisants ? et les sanctions en cas de non-conformité à la réglementation à la hauteur des enjeux ?

– Ustensiles de cuisine

Des ustensiles comme les bols, les tasses, les louches, les cuillères, les spatules, de petits robots, peuvent contenir des polycarbonates, donc du bisphénol A. Celui-ci diffuse dans les aliments en partie lors du chauffage. Écartez donc tous ces ustensiles et robots si vous ne connaissez par leur composition exacte. Ils peuvent par ailleurs renfermer en plus des produits ignifugés de type perturbateurs endocriniens (p. 272). De plus, un grand nombre de ces ustensiles (comme les spatules incassables) sont composés à partir de mélamine et de formaldéhyde, qui forment la résine solide issue de la polymérisation de ces deux substances de synthèse. Le chauffage de ces ustensiles entraîne une décomposition des résines, source potentielle de toxicité. C'est pourquoi les ministères de la Santé de certains États membres comme le Luxembourg déconseillent l'utilisation des ustensiles de cuisine en résine de mélamine à des températures d'utilisation supérieures à 70 °C, en raison du « risque pour la santé humaine ».

Il existe bien des limites de concentration fixées en termes de risque de migration dans les aliments[1], mais on n'est jamais à l'abri de fraudes. En juillet 2011 par exemple, les douaniers de Toulouse ont saisi des dizaines de milliers d'ustensiles de cuisine (écumoires, spatules, louches) en provenance d'Asie, présentant une concentration en substances chimiques jusqu'à 66 fois supérieure au taux maximal autorisé par la réglementation européenne. Depuis, la Commission européenne incite les États membres à pratiquer une surveillance renforcée des articles en plastique à base de mélamine en provenance de Chine et de Hong Kong.
Pour les poêles, casseroles et autres ustensiles revêtus de revêtement antiadhésif polytétrafluoroéthylène (PTFE), contenant aussi du PFOA (acide perfluorooctanoïque), Bernard Petit commente : « La polémique sur ces poêles a démarré dès leur lancement, dans les années 1950, car les gaz de décomposition de ce polymère sont excessivement toxiques. Dans les années 1960, les précautions à prendre avec ce matériau lorsqu'il était chauffé étaient données aux ouvriers qui les fabriquaient ! Malgré ces critiques, le célèbre fabricant français s'est toujours réfugié derrière le fait que la température de décomposition de ce matériau se situe vers 300 °C, bien au-delà des températures rencontrées sur le fond d'une poêle. Cependant, si la décomposition est enclenchée à 300 °C, elle commence déjà en dessous car les chaînes moléculaires d'une matière plastique ne se dégradent pas toutes à la même température. De plus, on atteindrait

1. Pour la mélamine : 30 mg/kg, pour le formaldéhyde : 15 mg/kg (règlement UE n° 10/2011).

dans un wok des températures proches des 250 °C, ce qui approche dangereusement des températures moyennes de dégradation du PTFE. Il y a donc bien un risque, d'autant plus que les chauffages répétés vieillissent le matériau (phénomène de thermo-oxydation). En outre, l'emploi de molécules complémentaires telles que le PFOA est nécessaire à la fabrication de ce type d'ustensiles. Or cette molécule est persistante dans l'environnement et elle présente aussi un effet de perturbateur endocrinien. Curieusement, un des plus importants fabricants n'a annoncé l'abandon de cette molécule qu'en 2011, et s'en fait grande publicité sur ses emballages affichant "sans PFOA". Preuve que ce type de revêtement antiadhésif n'est pas sans risques... Par ailleurs, interrogé par mes soins sur les produits de substitution utilisés, l'industriel a refusé de répondre jusqu'à ce jour[1]. »

Il faut donc utiliser de manière beaucoup plus prudente les poêles antiadhésives. Elles ne se justifient pas, contrairement à ce que l'on pensait dans les années 1960 et 1970, par le bénéfice diététique à ne pas utiliser de corps gras. En plus, si à l'époque on pouvait mettre des graisses animales (beurre, saindoux, lard...), de nos jours ce sont les huiles type olive, colza qui sont choisies. Par ailleurs, outre le fait qu'on soit sensibilisé à la diffusion de molécules de ces revêtements antiadhésifs dans les aliments, on sait que le fait de mettre un petit filet d'huile répartit mieux le transfert thermique entre la poêle et l'aliment et réduit les points de brûlure. L'utilisation réhabilitée d'un peu de matières grasses

1. Si un industriel a déposé un brevet, il peut se retrancher derrière la confidentialité.

– sans friture ! – est donc judicieuse et diminue l'intérêt de ces revêtements antiadhésifs. Tout bon cuisinier sait aussi qu'un bon déglaçage à l'eau ou à tout autre liquide subtil décolle les sucs des poêles et permet à la fois de préparer des sauces savoureuses et de prélaver l'ustensile !

Ce qui se prépare

Sans vouloir noircir le tableau, l'imagination de divers industriels est parfois sans limites. Curieusement, leurs représentants ne trouvent rien à redire lors de la mise sur le marché de produits comme les analogues fromages, ce que nous avions dénoncé parmi les premiers sur les ondes. L'appellation fromage est protégée par un cahier des charges précis mais, sans faire de fromage, vous avez le droit d'utiliser le terme pour le « fromage analogue ». De quoi est-il constitué ? D'un bloc de graisse (huile de palme par exemple), de colorants, d'arômes de synthèse donnant un goût de fromage, d'un peu de sous-produits laitiers (15 % de protéines laitières), et voilà une pseudo-mozzarella que vous pouvez trouver à votre insu dans une pizza, des lasagnes, etc., industrielles ou au restaurant. Il y a d'autres types de fromages analogues, avec des gélifiants divers et moins de gras, remplacé par de l'amidon ou des algues... Ces produits promus par le marketing industriel sont même annoncés comme moins caloriques ! Si certaines marques se sont spécialisées dans ces produits essentiellement vendus dans la restauration ou sous forme de produits transformés, d'autres les mettent sur le marché discrètement, le problème étant que vous n'êtes pas (ou mal) informés de leur présence. Pour finir de berner les consommateurs, il peut y avoir aussi un peu de vrai fromage associé qui, lui, sera bien mentionné. Présenter des produits de ce type comme laitiers ou le laisser croire frise l'escroquerie. La mention « fromage », même associée à un autre nom, ne devrait être autorisé que pour de véritables produits laitiers.

Prenons un autre exemple : les saucisses. On peut trouver un amalgame impressionnant de restes de découpe de viande (tendons, gras...) traités, colorés, aromatisés artificiellement pour donner un « bon » goût de charcuterie. La lecture des étiquettes est incompréhensible et l'étiquetage n'est même pas obligatoire pour ce qui est vendu en vrac, à l'étal, et dans les restaurants et les cantines. Aux États-Unis les *pink slim*, ou saucisses issues d'une espèce de glu rose, ont même fait leur apparition. Elles sont constituées de sous-morceaux transformés et ayant une consistance de pâte (glu) colorée en rose. Celle-ci est traitée à l'ammoniaque ou autre car les bactéries, dont *Escherichia coli*, peuvent y pulluler si l'on n'y prend pas garde. Les parents d'élèves ont été scandalisés lorsqu'ils ont appris que ces denrées étaient servies à leurs enfants dans les cantines. Ils ont obtenu gain de cause et de nombreuses sociétés de restauration, dans la crainte d'un boycott généralisé, se sont empressées de retirer cette glu qui était même ajoutée aux steaks hachés des hamburgers de marques célèbres ! Et que dire de la viande synthétique que l'on est en train de vous concocter : à base de cellules de muscles dont le développement se réalise dans un liquide nutritif composé de sérum de fœtus de cheval. L'alibi est extraordinaire, puisque d'ordre écologique : pour réduire le coût environnemental de la production de la viande (en eau, en gaz à effet de serre...), il faudrait consommer cette fausse viande de laboratoire ! Et, à la remarque selon laquelle la texture de la viande provient aussi du fait que les muscles se sont régulièrement contractés, on nous annonce que l'on pourra faire se contracter les cellules en éprouvette ! L'objectif et la finalité ne sont bien sûr pas d'ordre écologique mais bien d'ordres financier et commercial, avec une « viande » brevetée et moins chère sur laquelle certains espèrent faire un maximum de profit. Avec la crise de la viande de cheval substituée à celle du bœuf dans différents plats transformés, les Français ont découvert, en février 2013, de nouvelles expressions : « le minerai de viande », qui est tout simplement un mélange de tendon de bas morceaux, de graisse, d'os broyés, incorporé à différents plats cuisinés ; la « remballe », qui correspond à la présentation sur les étals de produits frais d'aliments préalablement conditionnés mais désemballés dont la date limite de consommation est dépassée ! Au final le consommateur s'aperçoit tout simplement que les pouvoirs publics contrôlent très insuffisamment ce qui arrive dans nos assiettes, cela étant également vrai à l'échelle européenne. Il faut aussi se souvenir qu'il y a peu, le Parlement européen a refusé de voter pour un meilleur étiquetage des produits transformés. Selon Corinne Lepage, « cette mesure n'a pas été adoptée car les lobbies agroalimentaires ont fait ce qu'il fallait. Comme d'habitude[1]... » Ceux qui revendiquent encore le secret de leurs formules pour les préparations alimentaires et les boissons pourront-ils continuer indéfiniment ? S'oriente-t-on réellement vers une plus grande transparence ?

1. *Marianne*, 17 février 2013.

Enfin il faut faire attention à de nombreux produits transformés industriellement qui contiennent parfois des ajouts inconsidérés de sucre ou de matière grasse. Pour cette dernière, dans leurs plats transformés, certains industriels tentent de nous faire croire qu'il n'y a pas d'autre alternative que l'utilisation des acides gras trans ou d'huile de palme, produits qui n'étaient pas utilisés en Europe il y a cinquante ans ! Consommés en excès, ces produits altèrent la santé. Or leur présence et leur concentration sont généralement peu ou mal mentionnées[1].

De la viande *in vitro* au faux fromage arrosé de multiples additifs, colorants, arômes de synthèse, rien ne vous sera épargné si vous vous laissez faire avec une réglementation inadaptée. Certains de ces industriels reçoivent même des prix décernés par la profession pour leurs innovations déconcertantes (voire dégoûtantes) ! Ils s'étonnent ensuite de la suspicion qui règne à leur égard. Dans un souffle révélateur, un des principaux représentants des industries agroalimentaires a répliqué au micro d'une radio publique, en novembre 2012 : « Nous ne sommes pas des empoisonneurs », alors qu'on l'interrogeait sur un autre sujet.

Mais rassurez-vous, il y a peut-être pire ailleurs. Xie Yong, professeur d'université et blogueur, a reconstitué la journée alimentaire d'un Chinois moyen[2]. « Le matin, il commence par boire un bon bol de lait à la mélamine, avec deux petits pains à la vapeur blanchis au sulfure et une tranche de jambon issue de porcs aux promoteurs de croissance élevés dans la province du Henan

1. Voir *Je maigris sain, je mange bien*, *op. cit.*

2. *Courrier international*, n° 1098, 17-23 novembre 2011, Pékin (extraits).

(centre-est de la Chine). Il coupe ensuite un œuf de cane dont le jaune est coloré au rouge Soudan, qu'il mange avec deux morceaux de pain produit avec de la levure toxique. Pour midi, il achète du poisson nourri aux pilules contraceptives, des germes de soja à l'urée, des tomates aux accélérateurs de croissance, du gingembre toxique, une soupe épicée aux antidiarrhéiques, sans oublier une portion de faux bœuf teinté avec de la pâte simili-bœuf (un additif toxique). De retour dans sa maison en fromage de soja (bâtie avec des matériaux de mauvaise qualité), il ouvre une bouteille d'alcool frelaté au méthanol et déguste des petits pains au sulfure. Son repas terminé, il se glisse sous une couette remplie de déchets de coton. De jour comme de nuit, quelle belle vie mènent les Chinois ! Lorsqu'ils ont soif, ils peuvent savourer une bonne boisson aux plastifiants et, lorsqu'ils ont faim, ils peuvent manger des tablettes de calcium ou du lait en poudre également aux plastifiants. » Pour couronner le tout, les autorités chinoises suspectent les marchands de légumes d'asperger les choux avec du formol pour qu'ils conservent un bon aspect de fraîcheur. Les Chinois victimes de ces turpitudes commencent à réagir vigoureusement, mais ont-ils conscience de tout ce qui se prépare à leur insu ?

À ce stade vous ressentez peut-être une « maxi-trouille », et vous dites qu'on ne peut plus rien faire, plus rien manger. Non, c'est totalement faux, il est possible d'éviter de tomber dans cette soupe chimique et de réagir ! La meilleure des attitudes étant d'éviter l'alimentation, les vêtements et les produits domestiques suspects ou carrément empoisonnés. Si vous voulez avoir la vie la plus saine et la moins polluée possible, nous vous invitons à continuer la lecture de ce livre qui évitera que vous ne vous fassiez abuser.

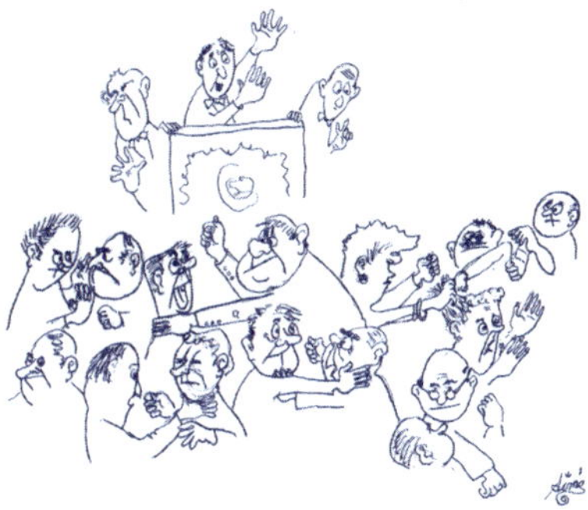

3

LES TOXIQUES
Itinéraires des poisons

LES PESTICIDES ET LEURS RÉSIDUS

On utilise les pesticides pour se débarrasser des « ravageurs » des cultures que sont les insectes (insecticides), les rongeurs (rodonticides), les mollusques (molluscicides) mais aussi les « mauvaises » herbes (herbicides) et les moisissures et autres microchampignons (fongicides). La finalité de ces produits est donc de tuer le vivant. On distingue les pesticides utilisés pour l'agriculture, que les industriels ont choisi d'appeler pudiquement « produits phytopharmaceutiques », et les produits dits « biocides »[1], qui « sont destinés à détruire, repousser ou rendre inoffensifs les organismes nuisibles dans les secteurs non agricoles concernant par exemple la conservation du bois, la désinfection d'objets et surfaces en milieu hospitalier et certains usages domestiques », pour reprendre les termes d'un rapport parlementaire.

Nous le savons tous aujourd'hui : l'utilisation de ces produits n'est pas sans danger et la prise de conscience va en s'amplifiant. En 2008, les pouvoirs publics ont ainsi mis en place le plan Écophyto 2018 qui visait à dimi-

1. Rapport parlementaire sur pesticides et santé de l'Opecst, Claude Gatignol et Jean-Claude Étienne, 29 avril 2010.

nuer de moitié l'utilisation des pesticides dans l'agriculture en dix ans. Il était temps d'agir car la France est l'un des premiers pays consommateurs de pesticides au monde, avec environ 78 000 tonnes de pesticides vendus par an (49 % fongicides, 34 % herbicides, 3 % insecticides, 14 % divers). Mais, en cinq ans, de nombreux coups de canif ont été donnés dans ce plan dont la réalisation paraît aujourd'hui fort incertaine. Ce recul n'est hélas pas une question de ministre puisqu'en août 2012, le successeur de celui qui l'avait institué évoqua « l'incapacité d'atteindre » cette réduction... Que constate-t-on aujourd'hui ? La France est toujours le premier marché européen pour les pesticides, lesquels représentent un chiffre d'affaires de 1,8 milliard d'euros en constante progression (+ 5 % du chiffre d'affaires total en 2011, hausse en volume de l'utilisation des pesticides de 1,3 %[1] ; 2,5 % d'après le ministre de l'Écologie). Il y a de quoi s'inquiéter, même si l'utilisation des produits les plus dangereux pour la nature et notre santé est en régression grâce à certaines interdictions. Cela dit, nombre de « ravageurs » ciblés par les pesticides finissent par s'adapter, la sélection naturelle s'orientant vers ceux qui résistent le mieux aux pesticides, d'où la nécessité constante soit d'accroître les doses, soit d'ajouter de nouveaux pesticides à ceux déjà utilisés. C'est sans fin ! Face à l'action insuffisante des pouvoirs publics, il est logique que chaque consommateur s'informe et agisse, afin d'être le moins possible exposé à ces substances chimiques. Il existe deux types d'intoxications : celles, aiguës, qui concernent avant tout les agriculteurs, les salariés des

1. Chiffre des industriels des pesticides, Union des industriels de la protection des plantes (UIPP).

fabricants et les enfants par des ingestions ou contacts accidentels, et les intoxications chroniques par des expositions répétées à de faibles doses. Celles-ci, bien que moins documentées, sont réelles. Il existe en effet « un délai de latence plus ou moins long entre l'exposition aux produits, et le déclenchement de la maladie à proprement parler. Il en va ainsi pour les cancers ou les maladies neurodégénératives. Par ailleurs, il s'agit le plus souvent de maladies dont les causes peuvent être multiples[1]... » Cela ne concerne en effet pas seulement les cancers, mais de multiples maladies métaboliques et expliquerait bien des causes d'infertilité.

Une autre source de très grandes préoccupations occultée en grande partie jusqu'à présent réside dans l'utilisation de nanoparticules dans les pesticides sans contrôle réel ni étude poussée d'innocuité, ni non plus d'évaluation de leurs conséquences sur l'environnement. Certes le Parlement européen a voté une loi en 2012 pour un contrôle plus strict des produits biocides, dont l'application est attendue en 2013. Ainsi, des substances comme le nano-argent devront être soumises à une autorisation particulière après évaluation, ainsi qu'afficher un étiquetage spécifique. Si on ne peut accueillir que favorablement cette décision, il faut néanmoins rester prudent sur la manière dont elle sera réellement mise en œuvre.

La réponse : consommer bio

On sélectionne les pesticides parce qu'ils tuent efficacement de la matière vivante. Mais ils ne se limitent pas

1. Rapport du Sénat « Pesticides : vers le risque zéro » présenté par Nicole Bonnefoy au nom de la mission commune d'information sur les pesticides, 10 octobre 2012.

à détruire les ravageurs des cultures, ils s'attaquent à tout ce qui vit dans les sols : les micro-organismes, les larves, les vers qui rendent la terre si féconde et entretiennent l'humus. Ainsi l'usage répété tend-il à rendre la terre inerte et impose en retour d'y déverser des engrais en abondance. Sans compter qu'à force d'être arrosées en continu par ces produits et d'être excessivement traitées, les plantes deviennent soit résistantes aux produits, soit plus vulnérables : elles ont donc besoin de davantage de pesticides et d'engrais. Et voilà l'absurde cercle vicieux enclenché...

Absurde, car les bactéries, les vers de terre et divers petits insectes qui peuplent nos sols forment un complexe organique indispensable qui les fertilise de façon naturelle et adaptée à leur nature. La terre est en permanence remuée et aérée grâce aux vers (pensez que chaque lombric remue plusieurs tonnes de terre par an !). Bref, négliger ces phénomènes essentiels témoigne d'une méconnaissance profonde des mécanismes régissant l'écosystème ou d'une désinvolture inacceptable.

Outre l'appauvrissement des sols, leur tassement les ravine en laissant l'eau de pluie s'échapper, ce qui contribue à en diminuer la fertilité de façon dramatique.

Comment fait donc l'agriculture bio, alors que les pesticides de synthèse apparaissent si indispensables à certains ? La rotation des cultures, l'emploi d'insectes entomophages, c'est-à-dire détruisant d'autres types d'insectes parasites (comme les coccinelles éliminent les pucerons) font partie des techniques permettant une agriculture plus propre. Il faudrait aussi recourir à des méthodes alternatives et s'inspirer de pratiques « traditionnelles », comme le recyclage des mauvaises herbes qui apportent l'azote, l'utilisation du fumier (la

« fumure ») et du phosphore non issu des phosphates industriels mais de procédés de recyclage des déchets organiques (par exemple, le fameux compost à base d'épluchures).

Consommer bio permet de respecter la vie des sols et les cycles naturels, et surtout de limiter pour chacun l'exposition aux produits chimiques. Certes, le 100 %-bio n'existe plus depuis longtemps. Les différentes substances chimiques polluantes indésirables comme les dioxines se déposent partout, indifféremment sur le non-bio et le bio, transportées par le brouillard, les vents, etc. Par ailleurs, certains produits, comme la bouillie bordelaise à base de sulfate de cuivre, sont autorisés dans la production bio contre le mildiou, alors qu'ils ne sont pas sans conséquences sur l'environnement (sur les micro-organismes et sur certains animaux). Enfin, certains aspects du bio sont à améliorer, mais le risque microbiologique (bactéries, virus...) n'est pas plus élevé, au contraire. En outre, du point de vue nutritionnel, les produits bio ont tendance à être supérieurs sur le plan qualitatif. Si une carotte reste une carotte, qu'elle soit bio ou non, certaines études montrent que la concentration en antioxydants (protecteurs des cellules) des fruits et légumes bio est supérieure à celle des produits dits conventionnels, tout comme la concentration en bons acides gras (les acides gras oméga 3) pour les produits laitiers.

Au vu de leur évidente supériorité, on peut se demander pourquoi la consommation de ces produits n'est pas plus importante. En France, selon un sondage[1], 11 % des Français consomment du bio très souvent, 36 %

1. Étude menée par l'Ifop pour WWF et Vrai, juin 2011.

de temps en temps, 33 % rarement et 20 % jamais. On peut y voir le résultat de la désinformation savamment pratiquée et bien relayée à l'aide d'arguments pseudo-scientifiques. Fin 2012 paraissait ainsi une énième étude, menée par des chercheurs de l'université de Stanford[1], supposée démontrer que le bio n'avait pas d'effet positif sur la santé. Une nouvelle fois n'étaient pas analysés, ou insuffisamment, les effets à long terme, notamment ceux de l'exposition pendant la vie fœtale ; une nouvelle fois était avancé que l'usage des pesticides à des doses en dessous des normes ne posait pas de problème. Or ces assertions sont fausses. Pour les enfants, on considère même qu'un certain nombre de leucémies et tumeurs au cerveau seraient en partie liées à l'exposition aux pesticides dès le plus jeune âge, et surtout à la période fœtale. Certes, divers facteurs sont à l'origine de ces maladies, mais, devant leur augmentation significative, on ne peut pas écarter les facteurs environnementaux. Autre explication à la consommation limitée des produits bio, leur coût réel ou supposé. Heureusement, les circuits courts, mais également les marques de distributeurs des grandes surfaces, œuvrent pour une baisse du prix d'un certain nombre de ces produits, notamment le lait et les œufs. Malheureusement se développent parfois en parallèle des « arnaques au bio ». Un lot unique de légumes arrivant d'Asie peut être séparé en deux de façon arbitraire en 1/3 de bio, 2/3 de conventionnel ! Il y a aussi des industriels peu scrupuleux qui proposent du bio low-cost douteux, des normes qui s'assouplissent de façon excessive, etc. Loin de remettre en cause

1. "Are organic foods safer or healthier than conventional alternatives ? : a systematic review", *Annals of Internal Medicine online*, September 4, 2012, 157(5) : 348-366.

le bio, son développement devrait être renforcé par les pouvoirs publics en assurant plus de contrôles et en incitant à sélectionner les produits selon des critères de proximité et de traçabilité irréprochables.

La supériorité du bio

En France, selon les autorités[1], 4 à 8 % des produits dépassent les normes réglementaires de résidus de pesticides et seuls environ 50 % en seraient totalement exempts.
En consommant les trois fruits les plus courants en bio (pommes, poires, pêches), la plupart des légumes, les produits laitiers et les œufs, on limite le risque d'exposition aux pesticides a priori d'environ 80 %, ce qui est déjà très satisfaisant. Par ailleurs, il est déconseillé de consommer le gras des animaux (viandes grasses, charcuteries...), certains polluants s'y concentrant par des phénomènes dits de bioaccumulation.

Les pesticides : un problème de santé publique

Les différents types de pesticides

Bien sûr, avant qu'un pesticide ne soit autorisé, il a fait l'objet d'une évaluation : son impact sur l'environnement a été mesuré et des recommandations d'utilisation ont été élaborées. Des études après commercialisation peuvent également entraîner l'interdiction d'un certain

1. Actuellement, selon le rapport de l'Efsa (mars 2013), 98,4 % des échantillons analysés ne dépassent pas les LMR.

nombre de pesticides ou des limites d'emploi. La liste des produits phytosanitaires qui ne seront plus autorisés est amenée à continuer à s'allonger dans les années à venir. Néanmoins certains produits s'améliorent, ne serait-ce que par leur durée de vie plus courte ; ainsi de nombreux fruits et légumes arrivant sur le marché, n'en ont parfois plus du tout ou portent des résidus.
Il existe différentes classes de pesticides. Des toxicologues[1] proposent le classement suivant :

Les principaux groupes de pesticides, avec quelques exemples de substances actives*

Insecticides Organophosphorés (parathion, malathion...) Organochlorés (DDT, cyclodiènes chlorés, HCH) Carbamates (carbaryl, aldicarbe) Pyréthrinoïdes (cyperméthrine, fenvalérate...)	**Fongicides** Dithiocarbamates (manèbe, zinèbe...) Pentachlorophénol Hexachlorobenzène
Herbicides Acétamides (alachlore...) Chlorophénoxyacétates (2,4-D...) Dérivés du bispyridinium (paraquat, diquat) Atrazine	**Rodenticides** Dicoumarines (warfarine, bromadialone)

* Certains d'entre eux sont interdits.

Les pesticides les plus dangereux, comme les **organochlorés**, qui s'accumulent dans les graisses du corps, sont pour la majorité interdits en Europe, mais peuvent encore parfois se rencontrer dans les sols car ils sont dits rémanents, c'est-à-dire difficilement biodégradables. Malheureusement certains sont encore autorisés

1. J. Diezie et Emanuela Falley-Bosco (dir.), *Précis de toxicologie*, Édition médecin et hygiène, 2008 (adapté par nos soins).

dans différents pays, aussi peut-on les retrouver dans des produits d'importation. D'autant que les contrôles ne visent pas tant à chercher les substances interdites, qui par définition ne devraient pas s'y trouver et dont la liste est fort longue, mais plutôt à évaluer si le degré de concentration des pesticides autorisés est conforme à la réglementation.

Les pesticides **organophosphorés**, même si ceux-ci ne s'accumulent pas dans l'organisme, peuvent faire de sérieux dégâts en cas d'expositions répétées : ils agissent sournoisement, notamment sur le mode des perturbateurs endocriniens en contribuant à modifier le métabolisme. Parmi les substances organophosphorées, sur le plan purement chimique, certains – bien sûr non utilisés comme pesticides – sont extrêmement toxiques et ont été fabriqués comme gaz de guerre (sarin, soman...).

Les pesticides ne sont pas seulement nocifs individuellement, mais aussi quand ils sont utilisés en association entre eux. Or, force est de constater que ce point reste imparfaitement étudié sur le plan sanitaire. Les rares études disponibles sont inquiétantes, comme celle réalisée par Michael D. Coleman de l'université d'Aston, en Angleterre, qui alerte sur le fait que, en association, certains produits sont vingt à trente fois plus toxiques. « Des substances réputées sans effet pour la reproduction humaine, non neurotoxiques et non cancérogènes ont, en combinaison, des effets insoupçonnés », résume l'un des auteurs de l'étude, le biologiste moléculaire Claude Reiss. « On observe l'aggravation de trois types d'impacts », détaille le chercheur français : « La viabilité des cellules est dégradée ; les mitochondries, véritables "batteries" des cellules, ne parviennent plus à les alimenter en énergie, ce qui déclenche l'apoptose, c'est-à-dire l'autodestruction des cellules ; enfin, les cellules sont soumises à un stress oxydatif très puissant, possiblement cancérogène, et susceptible d'entraîner une cascade d'effets[1]. »

Les conséquences des pesticides sur la santé

Il n'est pas toujours facile d'identifier la molécule en cause dans l'apparition d'une maladie. On se fonde avant tout sur des données expérimentales, c'est-à-dire des études menées sur les animaux. Les résultats de ces expériences qui fournissent des indications sur la dangerosité des produits ne sont pas transposables à l'homme mais les données sont généralement tout à fait suffisantes pour prendre des mesures et, concernant les pesticides, aller bien au-delà de ce qui est actuellement légiféré en matière d'usage de ces produits.
Par ailleurs, on ne cesse de leur trouver de nouveaux effets insoupçonnés. Par exemple, une étude expérimentale de 2011[2] a mis en avant le fait que l'exposition à certains pesticides (chlorpyrifos, diazinon ou parathion) à des doses dépourvues de toute toxicité aiguë pouvait modifier le comportement alimentaire ! Ainsi, l'exposition pendant la période néonatale chez le rongeur entraînait une attirance plus marquée dès le jeune âge vers les aliments gras et pouvait ainsi favoriser plus tard obésité et diabète !

1. Résumé des explications au grand public données dans *Le Monde*, 8 octobre 2012.
2. "Does early-life exposure to organophosphate insecticides lead to prediabetes and obesity ?": Slotkin TA Department of Pharmacology and Cancer Biology, DUMC, Duke University Medical Center, Durham, NC, *Reprod Toxicol.*, April 31, 2011 (3) : 297-301. Epub September 17, 2010.

Schématiquement les grands troubles et maladies pouvant être engendrés (de manière avérée ou suspectée) par les expositions chimiques aux pesticides, en dehors des intoxications aiguës, sont :
– **les troubles neurologiques** comme la maladie de Parkinson, possiblement la maladie d'Alzheimer, mais aussi les troubles neurocomportementaux du type troubles de la concentration et de la mémoire, déficit d'attention, irritabilité, réflexes anormaux, diminution du quotient intellectuel, troubles comportementaux, difficultés scolaires chez l'enfant ;
– **les troubles de la reproduction** et du développement avec les infertilités, les malformations congénitales (malformations à type par exemple hypospadias), les diminutions de la croissance fœtale, les risques de mortalité in utéro ;
– **la survenue de cancers du sang** (leucémie, lymphome), de la prostate, de l'estomac, de la peau, du cerveau ;
– **les troubles métaboliques** à type diabète, nombre des pesticides actuellement utilisés étant en effet des perturbateurs endocriniens ;
– **les troubles respiratoires** : asthme, bronchite à l'âge adulte.

Demi-vérités et vrais mensonges

Les propesticides

Parmi les agronomes et scientifiques « propesticides », il faut distinguer plusieurs catégories de défenseurs. Il y a ceux qui participent à la propagande, guidés par des intérêts plus ou moins avoués, souvent des liens d'argent avec les industriels. Ils publient facilement des articles dans des revues scientifiques qui peuvent être

« sponsorisées ». Aussi est-il toujours indispensable de savoir par qui les études ont été financées, ce qui n'est pas toujours simple, notamment parce que les industriels peuvent assurer le financement d'un laboratoire plutôt que d'une étude spécifique, ce qui la rend faussement « indépendante ». En outre, certaines études fournissent des résultats justes, mais subtilement orientés. En effet, la plupart de ces articles « propesticides » n'abordent pas la situation dans sa globalité et se contentent de faire le panégyrique de la destruction des ravageurs qui, non seulement abîment les cultures mais, en plus, transmettent des maladies – l'horreur absolue ! –, d'où la nécessité de les détruire de la façon la plus efficace possible[1]. Tout article sur les pesticides se devrait de livrer une analyse approfondie des conséquences de leur usage sur l'écosystème (modification de l'humus des sols, pollution des nappes phréatiques...) et sur la santé, et ne pas se contenter des seuls aspects d'« efficacité » à court terme pour justifier leur usage. Il ne faudrait ainsi jamais omettre de signaler les effets secondaires directs ou indirects. Des scientifiques naïfs peuvent se faire manipuler. D'autres, enfin, sont officiellement mis à contribution pour évaluer les risques à long et court terme. Ceux-ci doivent définir des limites maximales de résidus acceptables (LMR) d'une NOAEL (dose sans effet), qui va être ensuite divisée par un facteur 100 pour déterminer la DJA (dose journalière admissible). Tout est chiffré, argumenté, mais ne font-ils pas souvent fausse route concernant les doses ? Sans parler de la difficile harmonisation à l'échelle européenne, tant les lob-

1. Jerry Cooper, Hans Dobson, "The benefits of pesticides to mankind and the environment", Natural Resources Institute, University of Greenwich, Chatham Maritime, Kent, 2007.

bies sont puissants. L'agence sanitaire française (Anses), dans un rapport de fin décembre 2011[1], indiquait que l'évaluation d'un certain nombre de substances ne pouvait être faite « en raison de données toxicologiques incomplètes », et que pour certaines « la fixation d'une DJA n'a pas été jugée nécessaire... » par les « experts » des instances d'évaluation ! Elle propose d'« améliorer les méthodes analytiques » et indique qu'il est « prioritaire d'étendre la recherche ». Bref, de l'aveu même de certaines agences sanitaires, l'évaluation est insuffisante et incomplète. Il faut dire que la tâche n'est pas simple du fait de la grande diversité de substances utilisées. Ce n'est pas faire injure aux « évaluateurs » que de pointer le fait que, malgré leur travail, des zones d'ombre demeurent et que plus de transparence et scientificité sont indispensables, surtout sur les effets à long terme. Il existe heureusement en France plusieurs organismes de contrôle, dont l'observatoire des résidus de pesticides (ORP) qui contribue notamment à recenser les effets secondaires déclarés.

Le discours dominant est qu'il serait plus rentable et plus rationnel d'utiliser les pesticides (fruits plus beaux, qui se conserveraient mieux...) mais il faut savoir que les entreprises qui distribuent les semences, les engrais et les pesticides sont souvent celles qui assurent peu ou prou les récoltes. Le système est non seulement verrouillé, empêchant la situation de changer, mais surtout dans la réalité tout est mis en place pour freiner la démocratisation de ces techniques alternatives bien moins lucratives pour les entreprises de l'agrobusiness.

1. Anses-Saisine n° 2011-SA-0203.

Ce que dit la justice

Dans la chaîne infernale, les premières victimes des pesticides sont les agriculteurs qui utilisent ces produits car ils sont exposés à des risques d'intoxication, liés notamment à des erreurs de manipulation, les précautions d'emploi étant souvent mal comprises ou insuffisamment explicites. Les troubles engendrés par les intoxications aiguës sont variables, allant des troubles respiratoires aux convulsions, en passant par des vomissements, des crampes abdominales... Quant aux intoxications chroniques, les plus nombreuses, liées aux expositions répétées à petite dose, si elles évoluent à bas bruit, la situation est tout à fait préoccupante. Selon un rapport de l'Anses, les deux tiers des tumeurs chez les agriculteurs sont liées à une exposition professionnelle aux pesticides, les données épidémiologiques étant recueillies chaque année par le Réseau national de vigilance et de prévention des pathologies professionnelles. Entre 2001 et 2009, on a observé une multiplication par trois de la part des tumeurs d'origine professionnelle chez les agriculteurs[1]. Nous touchons là à un point éthique fondamental : « Avons-nous moralement le droit de consommer des aliments conventionnels dont nous savons que leur production peut rendre les agriculteurs malades, alors que la consommation de produits bio pourrait mieux les protéger[2] ? »
Des suites de l'utilisation d'un herbicide, le Lasso® de Monsanto, l'agriculteur Paul François a subi une intoxica-

1. Rapporté par *Le Monde*, 8 octobre 2011, et *L'Express*, 7 octobre 2011 : http://www.lexpress.fr/actualite/societe/tumeurs-des-agriculteurs-les-pesticides-en-cause_1038327.html
2. Voilà l'interrogation que je posais avec Claude Aubert, ingénieur agronome, dans une tribune parue dans *Le Monde* en 2011.

tion aiguë avec des séquelles neurologiques, notamment des troubles de la concentration. Il a gagné son procès le 13 février 2012 contre le géant de l'agroalimentaire Monsanto. Celui-ci a été condamné à indemniser « entièrement » l'agriculteur. Le caractère professionnel de cette intoxication a été reconnu, ce qui est une première. L'entreprise a fait appel, on verra le résultat. L'intoxication aiguë a eu lieu en 2004, quand la victime a inhalé des vapeurs de cet herbicide stocké dans une cuve. Il a aussitôt été pris de nausées, de malaises et a perdu connaissance, et a dû être hospitalisé. Entre-temps, le Lasso® avait été interdit en France, en 2007, alors qu'il l'était déjà au Canada depuis... 1985 ! Dans ce cas d'espèce, le travail de la justice est appuyé sur un rapport scientifique qui a permis de montrer que c'était le chlorobenzène qui était responsable de cette intoxication professionnelle. Mais, plus généralement, comment faire reconnaître que ces troubles constituent une maladie professionnelle ? Dans bien des cas, les évaluations des produits sont imparfaites et il n'est pas certain que les industriels fournissent l'ensemble des données toxicologiques en leur possession, surtout lorsque ces éléments leur sont défavorables. Nous sommes régulièrement confrontés à ce type d'interrogations dans nos cabinets médicaux.

En avril 2012, un tribunal a aussi reconnu le caractère professionnel d'une maladie d'un agriculteur, Dominique Marchal. Mais ici, c'est l'État qui a été condamné ! L'absence de mention des précautions d'utilisation suffisantes sur les emballages constituait, selon le tribunal, un manquement à une obligation de sécurité et ainsi une faute. Le tribunal a établi un lien de causalité entre le produit et la maladie développée, une maladie de sang appelée syndrome myéloprolifératif. « Dès 1982, les fabricants de

produits phytopharmacologiques ne pouvaient ignorer que leurs produits contenant du benzène exposaient leurs utilisateurs au risque grave de contracter ce type de maladie », ont noté les magistrats dans leur décision.
Le déni de dangerosité, l'absence de prudence, le défaut d'étiquetage commencent à être sanctionnés par les tribunaux. Il est ainsi de plus en plus mis en évidence que les firmes et les autorités savaient ou auraient dû savoir que les produits utilisés exposent ou exposaient à des risques de pathologies. Le cas de Paul François a permis de lever l'omerta qui pèse sur les milieux agricoles. Celle-ci a plusieurs origines : la psychologie même des agriculteurs, peu diserts par nature, avec pour beaucoup d'entre eux des charges d'exploitation importantes et des revenus insuffisants. Ils ont cru au « progrès » sans être toujours bien informés de ses conséquences. Ils peuvent aussi être soumis pour beaucoup à la pression des groupements ou coopératives agricoles qui cherchent à favoriser la vente des pesticides et engrais car ils touchent un pourcentage au passage. Heureusement, petit à petit, là aussi, la donne évolue. Sur le plan de la santé, l'étude AMI[1] a clairement démontré que les agriculteurs à la retraite avaient nettement plus de maladies dites neurodégénératives (atteinte du cerveau, maladie de Parkinson, troubles cognitifs...) que les urbains (15,2 % en souffrent contre 5,2 % en ville). Quant aux cancers, on s'est aperçu que la diminution de l'exposition à certains pesticides[2] faisait diminuer

---

1. Étude AMI du groupe Agrica, de la MSA et de l'IFR99 (Institut fédératif de recherche en santé publique) lancée en 2006.
2. Par exemple l'acide 2, 4, 5-trichlorophénoxyacétique a été retiré du marché en Suède (source : Pierre Lebailly, Grecan, *Journal de l'environnement*).

les lymphomes (cancers du sang). D'autres maladies, comme les rhumatismes, semblent aussi liées à l'exposition aux pesticides.

Un autre problème concerne les riverains des exploitations, qui sont parfois littéralement aspergés par ces produits sans aucune protection. L'Institut de veille sanitaire considérait déjà en 2006 comme « non négligeables » les contaminations de l'air par les pesticides aux abords des exploitations agricoles, et plus particulièrement des vignes et vergers[1]. La réglementation interdit théoriquement l'épandage si la vitesse du vent est supérieure à 19 kilomètres-heures, mais est-elle bien respectée ? Il n'y a pas de station météorologique à proximité de chaque ferme !

S'il ne faut pas avoir une approche caricaturale des pesticides, moins on utilise de produits chimiques dans l'agriculture, mieux cela vaut pour la santé, principalement celle des agriculteurs, et pour l'environnement. Alors que peine à s'imposer le plan Écophyto, il y aurait un moyen très simple et fort rentable pour l'État de réduire les épandages et diminuer ainsi les maladies des agriculteurs et ne pas menacer la santé publique : **augmenter la TVA sur les pesticides à 60 % pour les plus suspects** et jusqu'à 19,5 % pour les moins problématiques en l'état actuel de nos connaissances. Inciter à utiliser moins de pesticides serait aussi bénéfique à l'économie des agriculteurs. Moindre achat de produits phytosanitaires, solutions adaptées respectant l'écosystème à trouver avec des agronomes dont c'est le cœur de métier, à l'instar de leurs confrères cultivant en bio.

1. Rapport parlementaire sur pesticides et santé de l'Opecst, Claude Gatignol et Jean-Claude Étienne, 29 avril 2010.

Usages non agricoles des pesticides

Les pesticides ne sont pas présents que dans l'agriculture et on ne soupçonne pas l'importance de l'exposition aux pesticides (appelés biocides) pour des usages non agricoles[1].

La SNCF

La SNCF est un important utilisateur de produits biocides, essentiellement des herbicides notamment dans le cadre de la prévention des incendies. Mais les voies ferrées et leurs abords ne sont-ils pas surtraités ? La SNCF et le Réseau ferré de France se sont heureusement engagés depuis peu à réduire l'usage des pesticides, afin de limiter les risques de contamination de l'eau des nappes phréatiques.

Les villes et villages

Les communes y ont recours de façon excessive, même si une sensibilisation retourne lentement la tendance. Les produits utilisés sont aussi majoritairement des herbicides pour le traitement des espaces verts, des terrains de sport, des parkings et des trottoirs. Il est toujours possible de faire pression sur les élus locaux pour qu'ils en limitent l'usage et, aussi, pourquoi pas, se faire élire !

Usages domestiques et jardins

On s'effraie parfois de traces de pesticides dans les aliments mais fait-on ou a-t-on suffisamment conscience

1. Ils représentent 10 % des pesticides utilisés.

de l'usage domestique des pesticides (biocides) incluant aussi ceux des jardins et des plantes de balcon ? À domicile, il faut se méfier des « bombes » (antimouches, antimoustiques, antipoux et anti-insectes en général). Attention aussi à certains shampooings et colliers antipuces des animaux domestiques. Quant aux produits antifourmis, certains vendus dans le commerce sont tout simplement toxiques, alors que des alternatives existent. On constate aussi des usages mal maîtrisés de produits pour la conservation du bois (antifongique), parfois des cuirs. Bref, l'habitation peut être un haut lieu de diffusion de produits toxiques, c'est pourquoi nous y consacrerons un chapitre entier.

Près de 80 % des personnes ne connaissent pas la composition des produits utilisés couramment dans leur habitation, et beaucoup emploient des produits pesticides sans même le savoir. 84 % des femmes enceintes n'ont reçu aucune information sur les pesticides domestiques pendant leur grossesse. Or, il s'agit d'une période de vulnérabilité extrême pour l'embryon et nous avons déjà souligné l'importance de ne pas être exposé à certains produits pendant la période prénatale. Selon le rapport parlementaire d'avril 2010 déjà cité, 87 % des familles ont utilisé au moins un pesticide dans leur habitation et des analyses effectuées indiquent que 70 % des enfants ont au moins un pesticide organophosphoré dans leurs urines. Des mesures collectives et individuelles s'imposent.

Il est indispensable aussi d'être très prudent sur l'usage des herbicides pour tuer les « mauvaises » herbes – disons plutôt indésirables, car il n'existe pas de mauvaises plantes – dans les jardins. Ils sont très largement utilisés et pas nécessairement à bon escient. Des précautions d'utilisation sont indiquées sur les boîtes et emballages, mais sont-elles réellement appliquées ? La réglementation n'est pas suffisamment contraignante. Ainsi, si l'on a interdit en Europe l'usage des organochlorés en général, on en a oublié certains, encore en vente en 2012 dans les jardineries, ceux qui contiennent par exemple du 2, 4-D. Le 2, 4-D est tout simplement un 2, 4-dichlorophénoxyacétate chlorphénoxyacétate, un constituant tristement célèbre de l'agent orange défoliant utilisé par les Américains pendant la guerre du Vietnam ! Que font les agences sanitaires de contrôle ? Par ailleurs, ce n'est que le 13 février 2012 que le Conseil d'État a demandé la réévaluation de l'herbicide le plus vendu à travers le monde. Il est à base de glyphosat. Regardez bien les étiquettes et n'hésitez pas à interroger les vendeurs. Le meilleur des désherbants reste la binette. Des générations ont utilisé ce moyen simple, efficace, qui permet en plus de pratiquer une activité physique.

Des expériences à partager

Partout dans le monde, les signaux d'alerte aux pesticides se multiplient et il est indispensable d'en tenir compte ; pas de chance pour les industriels peu scrupuleux, l'information circule rapidement de nos jours. Aux États-Unis par exemple, l'Académie des sciences a confirmé que le chlorpyrifos, largement utilisé dans les champs et les parcs en ville, induit, lorsque la femme enceinte y est exposée, un risque pour l'enfant en retardant son développement. Parfois on est surpris de l'inaction des gouvernants. Ainsi, en Inde, le gouvernement refuse toujours d'interdire l'endosulfan, un insecticide déjà proscrit en Europe et aux États-Unis. Ce pays n'est pas le seul à l'utiliser : la Chine, l'Afrique en acceptent l'épandage dans de nombreuses cultures (thé, riz, fruits et légumes). Pourtant, il est réputé favoriser des troubles neurologiques, des malformations. En 2012, Greenpeace a dénoncé la présence de 29 pesticides dans certains thés chinois ! Et que dire de l'intoxication d'une Japonaise qui avait, en consommant des haricots verts cultivés en Chine, avalé 34 000 fois la dose autorisée de dichlorvos, un insecticide organophosphoré qui, en cas d'intoxication aiguë, peut aller jusqu'à entraîner la mort par défaillance cardiaque ? Le Collège des médecins de famille de l'Ontario (CMFO) au Canada[1], pour sa part, préconise que les médecins de famille conseillent leurs patients pour réduire l'exposition aux pesticides, l'information pouvant avoir lieu :

– lors des visites préconceptionnelles et prénatales ;

– lors des visites des enfants de tous âges avec leurs parents en insistant sur les biocides pouvant être présents dans les lieux fermés, à la maison et au jardin ;

– lors de consultations, pour les patients exerçant une profession à haut risque d'exposition aux pesticides, mais aussi en identifiant et avertissant les patients souffrant par exemple d'asthme qu'ils peuvent être particulièrement vulnérables à certains composés chimiques des pesticides.

Dans tous les pays, sur tous les continents, l'usage mal maîtrisé des pesticides est un danger pour la santé humaine et l'environnement. L'évaluation insuffisante des menaces que nous font courir de nombreux produits doit inciter à prendre des mesures de prévention. Retenons bien, au risque de se répéter, que les pesticides sont des machines à détruire le vivant.

1. Le Collège des médecins de famille de l'Ontario est une branche provinciale du Collège des médecins de famille du Canada. C'est une association sans but lucratif qui promeut la médecine familiale en Ontario grâce à une politique d'avant-garde, à l'éducation et à la sensibilisation.

☞ POUR EN SAVOIR PLUS

Analysons d'un peu plus près les effets néfastes et les modes d'action des pesticides. Ils sont variés et vont de simples inhibitions des divisions des cellules aux modifications de la synthèse de composés comme les protéines ou les lipides indispensables à la vie. Nombreux sont également ceux qui se comportent comme des perturbateurs endocriniens ; d'autres peuvent être toxiques pour le cerveau et l'ensemble du système nerveux. Si leurs effets ont surtout été étudiés dans les cas d'intoxications aiguës liées à des expositions professionnelles ou à des ingestions accidentelles ou volontaires (tentative de suicide), on dispose encore de trop peu d'éléments sur les expositions occasionnelles, mais cela ne doit pas empêcher de prendre un certain nombre de précautions.

Évolution de l'usage des pesticides

– Les insecticides

La plupart des insecticides organophosphorés (OP) sont des organothiophosphates ayant notamment le pouvoir de modifier la concentration d'acétylcholine, un neurotransmetteur du système nerveux agissant sur le cerveau et les muscles. Ils agissent comme toxiques pour le système nerveux mais également sur les globules rouges et le foie. Le développement de ces OP est en partie lié à l'interdiction des organochlorés qui ont la propriété de s'accumuler dans l'organisme et d'être persistants dans la nature (rémanence). Si les organophosphorés ne sont pas bioaccumulables, ils peuvent être

toxiques pour l'homme et ont la propriété pour nombre d'entre eux de se comporter comme des perturbateurs endocriniens. Les **carbamates** insecticides sont également neurotoxiques pour les insectes à type de pucerons, acariens.
Les **pyréthrinoïdes de synthèse**, par rapport au pyréthrines naturelles (les plantes fabriquent des pyréthrines pour se protéger des insectes ravageurs) ont des effets (deltaméthrine, perméthrine...) renforcés – leur toxicité l'est aussi – et ils se dégradent plus lentement.

– Les herbicides

Les herbicides représentent près de 50 % du total des produits phytosanitaires utilisés. Ils agissent en détruisant ou en freinant la croissance de certains végétaux. La toxicité des herbicides est variable. Ce n'est pas toujours le principe actif qui pose le plus de problème mais les adjuvants, par exemple celui permettant une meilleure pénétration du produit dans la plante.

– Les fongicides

Les fongicides qui limitent le développement des microchampignons (moisissures) sont pour l'usage agricole les deuxièmes produits phytosanitaires les plus utilisés après les herbicides. Ils servent aussi lors du stockage et du transport des denrées ainsi que dans de multiples autres domaines : industrie textile, du bois, du bâtiment. Schématiquement, ils agissent en inhibant le développement ou en altérant la « respiration » des microchampignons. Leur toxicité est également variable.

Éléments supplémentaires sur les divers pesticides

Il s'agit d'éléments, et non d'une analyse exhaustive, montrant les effets de certains pesticides à partir de divers articles scientifiques et de toxicologie[1]. Certains d'entre eux sont maintenant interdits dans l'Union européenne.

Description (non exhaustive) de produits pesticides

INSECTICIDES	Intoxication aiguë (à forte dose)*	Intoxication chronique**
Organochloré S'accumule dans le tissu graisseux. Normalement ne devrait plus être rencontré. Interdit en majorité en Europe***	Nausées, diarrhées, convulsions	Parkinson, altération du foie, des reins, cancers
Organophosphoré Ne s'accumule pas dans l'organisme, ce qui ne l'empêche pas de pouvoir avoir des effets délétères, principalement celui de perturbateur endocrinien pour certains d'entre eux	Crampes abdominales, troubles de la vision, sudation, vertiges, coma	Troubles comportementaux, scléroses en plaque, troubles de reproduction, cancers, perturbations endocriniennes diverses
Carbamates Effets proches des organophosphorés	Action sur les enzymes régulant l'influx nerveux	Troubles de la fertilité (anomalie des spermatozoïdes notamment)
Pyréthrinoïdes Toxicité plus modérée. Des plantes possèdent des pyréthrines pour se protéger des insectes	Irritation de la peau, des muqueuses. Si exposition massive, troubles neurologiques notamment à type de tremblements	Allergies, fatigue, perte d'appétit

1. Robert Lauwerys, *Toxicologie industrielle et intoxications professionnelles*, Masson, 2007.

HERBICIDES	Intoxication aiguë (à forte dose)*	Intoxication chronique**
Alachlore Élément du Lasso®, herbicide maintenant interdit en Europe	Troubles cutanés de contact (dermatite), troubles neurologiques en cas d'inhalation	Cancers notamment du côlon et des leucémies (leucémie myéloïde chronique)
Glyphosate Un des éléments d'herbicide	Hémorragie, baisse de la tension artérielle, œdème pulmonaire	Études à approfondir, mais étude expérimentale dont il faut tenir compte ; développement de tumeurs
Dérivés du bipyridilium ou paraquat	Ulcération de bouche, convulsions, troubles majeurs des fonctions rénales et hépatiques	Irritant pour les muqueuses, atteinte notamment oculaire
Atrazine Le désherbant a été largement utilisé, notamment dans les champs de maïs, est interdit en Europe depuis 2004	Convulsions, atteinte des reins et du foie	Cancers, perturbateurs endocriniens, acné chlorée
FONGICIDES		
Dithiocarbamate Utilisé pour limiter la dégradation de fruits après récolte	Insuffisance rénale aiguë	Irritant, allergisant pour la peau, cancers thyroïde et du foie
Pentachlorophénol Usage réduit (a été utilisé notamment dans le traitement du bois)	Nausées, vomissements, perte d'appétit, diarrhées, atteinte de divers organes	Cancers, lymphome, acné chlorée
Hexachlorobenzène Maintenant interdit en Europe	Troubles neurologiques, de la peau et des os	Cancer notamment du sein, s'accumule dans le tissu graisseux

RODENTICIDE****	Intoxication aiguë (à forte dose)*	Intoxication chronique**
Dicoumarines Anticoagulant	Hémorragies (effet mortel attendu pour les rats et rongeurs lors de la mise bas)	Altération de la perméabilité capillaire

* N'est pas donnée la liste exhaustive des symptômes, mais des éléments.
** Il s'agit d'effets suspectés ou avérés, les analyses étant essentiellement expérimentales (chez l'animal), mais il faut bien sûr tenir compte des données à disposition.
*** Europe, entendu au sens des pays membres de l'Union européenne.
**** Il existe d'autres rotenticides, comme la strychnine (interdite), qui provoque des asphyxies.

L'enjeu pour l'avenir est bien entendu la mise en place d'une surveillance mieux organisée des effets des pesticides à l'échelle européenne, autrement dit d'une toxicovigilance plus efficace.

LES PERTURBATEURS ENDOCRINIENS

L'organisme possède deux grands systèmes de communication pour échanger des informations entre organes : le système nerveux et le système hormonal, où de petites molécules transmettent les messages entre cellules. Les mécanismes d'action des hormones sont bien connus. Il s'agit de molécules sécrétées par différents organes et glandes (thyroïde, pancréas, ovaires, testicules...) et véhiculées par le sang, qui ont des cibles spécifiques dans l'organisme. Elles agissent schématiquement en activant les récepteurs présents à la surface ou à l'intérieur des cellules, provoquant ainsi une cascade de réactions. On peut doser les hormones à la fois dans le sang et dans les urines (ou leurs métabolites). L'ordre de grandeur de leur concentration est le microgramme. Le fonctionnement hormonal peut être modifié, soit de manière non contrôlée par l'exposition à des éléments étrangers, appelés perturbateurs endocriniens (PE), soit de façon volontaire, à l'aide de médicaments.

Des hormones aux perturbateurs endocriniens

Il existe plusieurs dizaines d'hormones ou assimilées dans le corps humain. Chacune remplit un rôle bien précis visant à assurer le fonctionnement de l'organisme selon un équilibre subtil qui peut être rompu à tout moment par des interférences, notamment extérieures. Il est à noter que celles-ci peuvent être recherchées pour modifier une situation précise, comme empêcher la fécondation grâce à la pilule ou prolonger les cycles par le traitement hormonal de la ménopause. De plus, les progrès de la médecine ont donné la possibilité de corriger les dysfonctionnements de la plupart des systèmes hormonaux par voie médicamenteuse : hormone thyroïdienne (Levothyrox®) en cas de déficit de sécrétion, ou insuline injectable dans certains cas de diabète, pour ne citer que deux exemples.

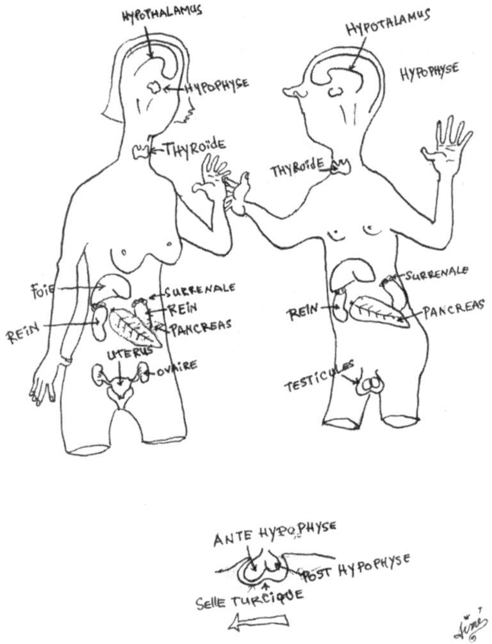

Schéma 3. Le système hormonal

Les principaux organes ou glandes sécrétant des hormones

L'exposition à des molécules chimiques de synthèse qui miment l'action des hormones, au niveau de l'alimentation, des cosmétiques et de divers produits et objets courants, est un phénomène récent. Celles-ci agissent en modifiant le métabolisme, c'est-à-dire en brouillant les messages comme des spams. Par exemple, le bisphénol A, présent dans certains plastiques, a une action proche des œstrogènes. Aussi les appelle-t-on « perturbateurs endocriniens ». Quand cet effet, à l'inverse de ce qui peut être recherché par voie médicamenteuse, n'est pas voulu, il peut y avoir deux types de conséquences. Soit ces substances imitent les hormones, c'est l'effet *agoniste*, soit elles ont une action inverse, *antagoniste*, et, en se fixant sur les récepteurs de certaines cellules, entravent l'action des hormones. Dans tous les cas, c'est l'équilibre hormonal qui se voit modifié. On ne le perçoit pas toujours immédiatement, mais de microdéséquilibre en microdéséquilibre, différents types de maladies peuvent survenir, dont le point commun est qu'elles sont causées par l'environnement, compris au sens large, dans lequel nous vivons actuellement.

– La glande thyroïde

Située à la base du cou, elle assure une stabilité du métabolisme général. En cas de dysfonctionnement, on observe soit des hyperthyroïdies, soit, à l'inverse, des hypothyroïdies. Les hyperthyroïdies se caractérisent par une augmentation des sécrétions des hormones issues de la thyroïde, ayant pour conséquence une accélération du rythme cardiaque (palpitations), des difficultés d'endormissement, une certaine nervosité, parfois de légers tremblements des mains et une perte de poids. À l'inverse, en cas de défaut de fonctionnement (hypothyroïdie), on constate une fatigue anormale, une sensation de froid, une prise de poids, un état plus ou moins dépressif, la peau se dessèche, les cheveux et les ongles deviennent cassants et on note parfois une augmentation du taux de cholestérol.

Les dosages des hormones T3 (tri-iodothyroxine) et T4 (tétra-iodothyroxine), directement sécrétées par la thyroïde, renseignent sur l'état du fonctionnement métabolique, mais la sécrétion de ces hormones est elle-même sous la dépendance de la TSH (pour Thyroid Stimulating Hormone), secrétée par une petite glande à la base du cerveau, l'hypophyse. Elle a un rôle très important car, par ses sécrétions, elle assure la transition entre le cerveau et les organes du corps. Elle est elle-même sous diverses influences, dont l'hypothalamus, qui est le centre d'intégration de nombreuses données, notamment émotionnelles. Le vecteur des informations transmises jusqu'à l'hypophyse passe par des substances cérébrales appelées neuromédiateur. L'hypophyse contrôle diverses glandes, dont la thyroïde, qui assure un équilibre général, l'homéostasie du corps.

– Le pancréas

Il sécrète de l'insuline, qui est l'hormone qui régule le taux de sucre dans le sang, notamment après un repas, mais aussi, selon les situations, une contre-insuline, le glucagon, hormone hyperglycémiante dont la fonction est de mobiliser le sucre stocké dans le foie en cas de chute de son taux dans le sang – appelé communément hypoglycémie.

– Les glandes surrénales

Elles ont de nombreuses fonctions, en particulier la gestion du stress par la sécrétion d'adrénaline, le cortisol. Cette cortisone naturelle assure de multiples rôles : elle augmente le taux de sucre circulant (la glycémie augmente notamment pour faire face au stress), réduit les inflammations... Globalement, les sécrétions des glandes surrénales (corticosurrénales, médullosurrénales) sont essentielles pour permettre l'adaptation à l'environnement pour la survie : lutte contre le froid, la chaleur, la peur...

– Les glandes parathyroïdes, à la face postérieure de la thyroïde.

– Les organes reproducteurs

À maturité, ils sécrètent des hormones sexuelles qui, chez la femme, proviennent des ovaires et produisent des œstrogènes et de la progestérone et, chez l'homme, de la testostérone, issue des testicules.

Dysfonctionnements

Les PE peuvent avoir plusieurs cibles, ce qui en démultiplie les effets. Ils altèrent les mécanismes d'action biologique des hormones de façon insidieuse et, au final, délétère.

Cibles potentielles des perturbateurs endocriniens

PE →		
synthèse	Hypothalamus	Hormones de libération*
	Épiphyse	Mélatonine
	Hypophyse	ACTH, FSH, LH, GH, PL...
stockage	Testicules	Testostérone, inhibine...
	Ovaires	Œstrogène, progestérone
libération	Thyroïde	T3, T4, calcitonine
	Surrénales	Cortisol, androgènes...
sécrétion	Parathyroïdes	Parathormone
	Tractus digestif	Gastrine, sécrétine, CCK...
transport	Foie	IGF-1
	Pancréas	Insuline, glucagon...
élimination	Thymus	Thymopoïétine
	Placenta	CGH, œstrogènes**
action	Cœur	Facteur atrial natriurétique
	Reins	Rénine, érythropoïétine...

Source : Issu de la présentation du Dr Luc Multigner (unité 625 de l'Inserm) pour le rapport parlementaire sur pesticides et santé de l'Office parlementaire d'évaluation des choix scientifiques et technologiques (Opecst).

* Libération par stimulation

** 17-Béta-estradiol

Principales maladies liées aux perturbateurs endocriniens

Les maladies ont toujours des causes plurifactorielles, des facteurs génétiques, bien sûr, mais on tend aujourd'hui à leur accorder moins d'importance qu'auparavant. Le mode de vie, c'est-à-dire la façon de se nourrir et de cuire les aliments, la consommation ou non de tabac, d'alcool, la sédentarité et surtout les facteurs environnementaux, sont des éléments primordiaux. Il y a deux façons de comprendre la notion d'« environnement » dans l'origine des maladies, d'où l'ambiguïté de certains discours : soit on considère qu'ils sont liés à la chimie de synthèse ajoutée (pesticides, solvants, etc.), pollutions chimiques diverses et modes de vie et de consommation, soit ces facteurs environnementaux désignent principalement les prises de tabac et d'alcool en excès. Certains conseillers des pouvoirs publics préfèrent cette dernière approche restrictive. De fait sont ainsi minimisés les facteurs de la première catégorie. Heureusement, sous la pression des associations, de divers chercheurs, et du public, on note une évolution dans le sens positif, encore faut-il qu'elle entre réellement dans les faits et que l'on ne se contente pas d'une simple loi sur l'interdiction du bisphénol A en contact avec les aliments.

Toxicologie des maladies d'origine environnementale

Comment expliquer l'augmentation rapide de certaines maladies : diabète, obésité, certains cancers, si ce n'est par des causes environnementales, comprises au sens de l'exposition à de multiples substances chimiques de synthèse ? Comme il est noté dans le rapport parlementaire sur les perturbateurs endocriniens[1], « l'hypothèse de la responsabilité des facteurs chimiques [est] la plus

1. Rapport de l'Opecst, Gilles Barbier, 12 juillet 2011.

étayée et la plus sérieuse ». Bien sûr, d'autres éléments favorisent leur développement, et il n'est pas toujours aisé d'identifier *la* molécule chimique responsable d'un trouble ou maladie, dans la mesure où il existe de multiexpositions à différents produits et qu'un cancer, pour prendre cet exemple, met plusieurs années avant d'apparaître ; cette période de latence complique l'analyse. En outre, l'exposition intra-utérine de l'embryon à certaines substances peut aussi favoriser l'apparition de multiples maladies à l'enfance (asthme, allergies, cancers...) ou à l'âge adulte. La toxicologie classique n'est pas adaptée à l'évaluation des substances comme les perturbateurs endocriniens car l'effet toxique n'est pas linéaire, c'est-à-dire que ce n'est pas la dose qui fait le poison mais le moment de l'exposition (embryon, enfance, adolescence), le degré de sensibilité de chaque personne, mais aussi son état de santé. L'exposition aux perturbateurs endocriniens est une intrusion dans l'équilibre biologique qui rompt l'« homéostasie endocrinienne » (pour employer un terme technique), c'est-à-dire le subtil équilibre interne.

Les études épidémiologiques aussi bien qu'expérimentales chez l'homme sont encore limitées, d'où l'importance qu'il faut savoir accorder à celles qui existent si elles ont été correctement menées sur le plan scientifique. Or il est stupéfiant de s'apercevoir que, lorsqu'une étude épidémiologique digne d'intérêt pointe des risques en identifiant une substance précise, elle n'est pas suffisamment prise en compte et ne débouche pas systématiquement sur des recommandations de prudence pour les consommateurs et surtout sur des actions rapides et concrètes pour approfondir les recherches. Souvent, insistons sur ce point, les études dérangeantes sont ignorées ou accusées par les industriels et certaines institutions d'être peu dignes d'intérêt ou « incomplètes »...

L'un des aspects importants et récemment mis en évidence est l'**impact transgénérationnel** : sur le plan expérimental, les personnes soumises aux perturbateurs endocriniens développent non seulement des troubles du métabolisme et différents types de maladies mais, en outre, ils les transmettent aux générations suivantes par un phénomène dit épigénétique[1]. Il existe, en plus, une potentialisation des effets négatifs lorsque certains perturbateurs endocriniens sont associés entre eux. Enfin, il est avancé que les PE peuvent aller jusqu'à induire des troubles du comportement à type d'agitation (bisphénol A...) qui pourraient peut-être contribuer à expliquer bien des situations peu contrôlables d'incivilité mais aussi des troubles du comportement alimentaire (certains pesticides...).

Les perturbateurs endocriniens se caractérisent par le fait que

1. ce n'est pas la quantité qui est décisive mais, avant tout, le moment de l'exposition et que de petites doses peuvent avoir plus d'effets délétères que des doses plus importantes ;
2. qu'il existe un effet de latence, c'est-à-dire un temps plus ou moins long entre le moment de l'exposition et la traduction sous forme de maladie ;
3. que les modifications se transmettent d'une génération à l'autre.

1. *Je maigris sain, je mange bien*, *op. cit.*

Les cancers

On note une augmentation significative de certains types de cancers, notamment ceux dits hormono-dépendants. Bien sûr, les moyens de détection ont progressé mais ils n'expliquent pas à eux seuls l'augmentation de l'incidence des cancers totaux (en hausse de 43 % chez les femmes et de 35 % chez les hommes depuis 1980 en France). L'exposition aux divers perturbateurs endocriniens est une cause de plus en plus documentée.

Évolution des principaux cancers*

Cancers	Origines
Sein (du)	Le cancer des pays développés qui est le plus fréquent chez la femme (22 %). L'incidence a doublé en France depuis 30 ans. Parmi les facteurs de risque évoqués, il y a l'exposition au tabac, aux perturbateurs endocriniens, à certains produits de chauffage des aliments (notamment les HAP, hydrocarbures aromatiques polycycliques), aux radiations ionisantes.
Prostate (de la)	Cancer le plus fréquent chez l'homme, avec une très forte augmentation (multiplication par 4 entre 1975 et 2000). Les facteurs pouvant expliquer cette croissance sont, outre le vieillissement de la population, l'exposition aux perturbateurs endocriniens et une alimentation inadaptée, notamment trop grasse (excès de consommation de certains types d'acides gras saturés).
Thyroïde (de la)	Ce cancer peu fréquent (1 % de l'ensemble des cancers) progresse de façon inquiétante et touche surtout les femmes (78 %). Les risques liés aux perturbateurs endocriniens, notamment ceux issus des pesticides, de certains plastiques sont avancés.

*Voir notamment le dossier de l'expertise collective de l'Inserm (2008).

Les maladies métaboliques : obésité, diabète

Sans entrer dans le détail, l'explosion du surpoids et de l'obésité (+ 300 % d'augmentation de l'obésité infantile sévère en vingt ans en France) et du diabète (de type II, non initialement insulino-requérant), qui a connu une hausse de 40 % de 2001 à 2009, ne s'explique pas uniquement par l'excès de consommation d'aliments trop caloriques (sucres, graisses) et par la sédentarité. Les causes environnementales et l'impact des perturbateurs endocriniens doivent être considérés comme au premier chef. Comme le souligne un rapport parlementaire à la suite de l'audition de nombreux scientifiques, « cette évolution très rapide et générale exclut les explications génétiques », même si, répétons-le, comme dans toute maladie, les causes sont plurifactorielles. Sur le plan expérimental, les perturbateurs endocriniens, comme le bisphénol A, les phtalates, certains pesticides, etc., modifient suffisamment le métabolisme pour pouvoir être tenus pour partie responsables des troubles observés. Depuis un peu plus de dix ans, les arguments scientifiques s'accumulent.

Malformations et troubles de la fertilité

Les perturbateurs endocriniens sont identifiés depuis plusieurs années comme étant à l'origine de nombre de troubles de la fertilité. Chez la femme, les perturbateurs endocriniens sont de plus en plus suspectés de favoriser la stérilité, dans le cadre par exemple des endométrioses et des ovaires polykystiques. Le syndrome des ovaires polykystiques (présence de microkystes sur des ovaires avec modifications hormonales) est en augmentation et toucherait 7 % des femmes en âge de procréer – surtout les femmes obèses (dans 50 % des cas). Par ailleurs, on considère ici aussi que l'exposition pendant la vie fœtale à certains perturbateurs endocriniens prédisposerait à l'apparition des infertilités à l'âge adulte. Chez l'homme, il provoque la baisse des taux de testostérone et de spermatozoïdes et de leur qualité (aujourd'hui première cause des infertilités). Dès le milieu des années 1990, la sonnette d'alarme a été vigoureusement tirée par des scientifiques comme Theo Colborn malheureusement sans grand succès. Le résultat de cet attentisme est que la concentration en spermatozoïdes a chuté de moitié en cinquante ans. À cela s'ajoute une multiplication de malformations génitales comme la non-descente des testicules dans les bourses (cryptorchidie) ou des anomalies de l'abouchement de l'urètre au niveau du pénis (hypospadias)[1]. Que de troubles et pathologies liés pour partie à l'exposition à la chimie de synthèse !

Les maladies neurologiques et les troubles immunitaires

Un faisceau d'arguments plaide aussi pour l'implication des composés chimiques dans l'apparition de nombreuses maladies neurologiques, notamment dans les troubles du développement du cerveau. Dans ce domaine également, les données scientifiques ne manquent pas – comme nous l'évoquons dans le chapitre sur les pesticides, notamment concernant l'impact sur le quotient intellectuel (QI).

Le système immunitaire, enfin, pourrait être affecté par l'exposition aux perturbateurs endocriniens, ce qui ren-

1. L'ensemble de ces phénomènes a été regroupé sous le terme de syndrome de dysgénésie testiculaire, qui favorise bien sûr la baisse de la fertilité.

drait de nombreuses personnes plus vulnérables à certaines infections et peut-être même à des maladies dites auto-immunes, où l'organisme crée des anticorps contre certains de ses propres organes. À suivre de près.

Les effets nocifs potentiels multiples sont résumés dans le tableau ci-dessous, et ne sont malheureusement pas exhaustifs[1]. Ils touchent essentiellement toute la sphère hormonale liée à la reproduction.

Les effets potentiellement nocifs des perturbateurs endocriniens

1 Infertilité masculine	8 Dysfonctions érectiles
2 Infertilité féminine	9 Atteintes du neurodéveloppement
3 Fausses couches	10 Troubles immunitaires
4 Endométriose	11 Cancer du testicule
5 Anomalies du développement de l'appareil génital	12 Cancer du sein
6 Pseudo-hermaphroditisme thélarche	13 Cancer de la prostate
7 Puberté précoce	

Principales sources de perturbateurs endocriniens

Les composés identifiés ou fortement suspects d'être des perturbateurs endocriniens sont résumés dans le tableau ci-dessous. Les tableaux suivants indiquent comment les repérer et les éviter.

1. Présenté et inclus dans le rapport parlementaire sur pesticides et santé de l'Opecst, modifié par nos soins (source : Inserm).

Origine des perturbateurs endocriniens (liste non exhaustive)

Produits de synthèse ou liés à des transformations type combustion	Composés
Produits à usage industriel ou domestiques	Phtalates, bisphénol A, retardateur de flamme antifeu type PBDE, PCB (interdits mais encore présents dans la nature), alkylphénols, cadmium...
Produits agricoles	Pesticides
Produits de combustion industriels et ménagers	Dioxines, furanes polychlorés, hydrocarbures aromatiques polycycliques (HAP)...
Produits pharmaceutiques et composés dentaires	DES, éthinylestradiol, kétoconazole, bisphénol A...
Origine naturelle	**Composés**
Plantes	Phyto-œstrogènes d'origine naturelle de type isoflavones (soja, trèfle), stigmastérol (stérols végétaux) ; microchampignons à type de moisissure sécrétant des mycotoxines (zéaraléone)...
Produits de combustion naturels	Dioxines...

Il existe deux types de perturbateurs endocriniens. Ceux, comme le bisphénol A et les pesticides organophosphorés, qui ne s'accumulent pas dans l'organisme. À l'inverse, des produits de combustion comme la dioxine, les HAP se stockent dans les graisses ; cette deuxième catégorie est dite lipophile (car elle a une affinité pour les graisses). Ils sont aussi dénommés POPs (pour polluants organiques persistants[1]). Ces POPs inquiètent suf-

1. Les dioxines sont des composés, dérivés chlorés, qui ont la caractéristique d'être très peu biodégradables et de s'accumuler dans les graisses. La contamination chez l'homme se fait surtout par voie alimentaire. Il existe plusieurs types de dioxines (plus de 200 types ; la plus connue des dioxines hautement toxiques est la 2, 3, 7, 8-tétrachlorodibenzoparadioxine (TCDD) encore appelée « dioxine de

fisamment pour qu'une convention, dite convention de Stockholm, visant à limiter ou à interdire différentes de ces substances, ait été signée aux Nations unies par 151 pays en 2001.

Comment éviter l'exposition aux perturbateurs endocriniens ?

En l'état actuel de nos connaissances scientifiques, il est plus que légitime, et absolument nécessaire, de chercher à limiter l'exposition aux perturbateurs endocriniens de synthèse. Il faut aussi savoir qu'il convient de raisonner produit par produit car les disparités sont grandes au sein d'une même classe : certains sont dangereux tandis que d'autres ne représentent qu'un risque modéré à infime. Autrement dit, on se trouve devant une situation complexe, d'autant qu'il faut aussi prendre en compte l'usage des produits. Quoi qu'il en soit, face au défaut d'information patent, il faut prendre des solutions au niveau individuel, parfois radicales, en excluant le contact avec le produit ou au moins en limitant drastiquement l'exposition à celui-ci. Cela dans l'attente de voir affinées les recommandations officielles et enfin interdit ou limité l'usage de certaines molécules.
Pour vous orienter concrètement dans vos choix, reportez-vous au tableau du guide antitoxique en p. 275.

Séveso ») et il existe des composés apparentés appelés furanes polychlorés.

☞ POUR EN SAVOIR PLUS

ALKYLPHÉNOLS	Comment éviter individuellement	Comment limiter collectivement
Des dizaines de milliers de tonnes sont utilisées en Europe comme composants de produits de nettoyage, notamment industriels. Ils améliorent la texture des produits et leur pénétration (ils sont dits « émulsifiants », « dispersants », également « détergents »). On en trouve aussi dans des pesticides, des peintures, des résines, et ils sont également utilisés dans les cosmétiques, parfois même en finition des textiles et cuirs.	– Lire les étiquettes ou interroger directement les fabricants de produits de nettoyage. – Attention, on en trouve aussi comme émulsifiants dans la finition des textiles et du cuir. *Le nombre d'études en termes d'impact sur la santé et le degré d'exposition domestique est limité, mais, comme perturbateur endocrinien, on sait qu'il a une action œstrogénique et pourrait donc altérer le métabolisme hormonal.*	Des solutions techniques existent, il est possible de les remplacer, certains suggérant par exemple des éthoxylates d'alcool.

BISPHÉNOL A	Comment éviter individuellement	Comment limiter collectivement
Plusieurs milliers de tonnes chaque année sont produites à travers le monde. On le trouve dans la production des plastiques polycarbonates et de résine époxy, gainant l'intérieur des boîtes de conserve, canettes mais aussi certaines cuves à vin et de stockage alimentaire. Certains composites dentaires peuvent en contenir, du papier thermosensible d'impression également.	Les plastiques d'emballage contenant le chiffre 7 dans un triangle peuvent en contenir. Ils seront interdits en France à partir de 2015 dans les plastiques alimentaires; ils sont déjà interdits en Europe dans les biberons et, depuis 2013, le sont pour les aliments destinés aux enfants de moins de 3 ans. Doute pour certains plastiques asiatiques contenant le chiffre 3 et 6 par le jeu d'alliage (additif possible des PVC et polystyrène). L'intérieur de certaines boîtes de conserve et de canettes est en résine époxy. Diffusion variable au niveau du contenant alimentaire ou autre. L'exposition à limiter en priorité est celle par voie alimentaire (contact avec les plastiques alimentaires). *Danger pour la fertilité, considéré par de nombreuses études comme favorisant l'apparition de diabète et de surpoids. L'exposition dès la vie fœtale pourrait augmenter par la suite l'apparition de tumeur du sein et de la prostate. Incriminé aussi dans certains troubles neurocomportementaux à type d'agitation.*	Les alternatives existent avec des produits naturels ou de la céramique. De nombreuses recherches sont en cours pour des alternatives au BPA. L'Anses en a fait une note détaillée en septembre 2011, consultable sur leur site (saisine n° 32009-SA-0333 et 2010-SA-0197 qui a été complétée par la suite). 73 produits de substitution existent, qu'il reste à évaluer sur le plan toxicologique.

DIOXINES ET PCB	Comment éviter individuellement	Comment limiter collectivement
Les dioxines sont issues : – de l'industrie chimique utilisant du chlore (y compris le secteur papetier), de l'extraction industrielle de nombreux métaux, de l'asphalte, donc des processus de combustion industrielle; – de l'incinération des déchets ou de la métallurgie, mais aussi des feux d'origine domestique (bois, etc.) de forêt. Quant aux PCB, les biphényles polychlorés, utilisés autrefois – mais maintenant interdits – dans les réfrigérateurs, condensateurs et transformateurs électriques comme isolant et antifeu, ils ont la fâcheuse tendance à être persistants et toxiques. Ces produits ont colonisé les sédiments des cours d'eau. D'autres risques de pollutions aux PCB existent, notamment par le biais des usines spécialisées dans le traitement des déchets industriels.	Il est difficile d'échapper totalement aux dioxines, mais en limiter l'exposition est possible. La contamination des humains à la dioxine se fait surtout par voie alimentaire. Si la dioxine se dépose partout, elle s'accumule essentiellement dans les graisses animales. Le simple fait de ne pas manger le gras de la viande ni les charcuteries limite le risque. Il s'agit d'une mesure simple, facile à mettre en place, et déjà préconisée en vue de limiter la consommation en acides gras saturés qui participe à la formation de plaques d'athéromes (celles-ci bouchent petit à petit les artères et favorisent l'apparition d'athérosclérose et de maladies cardiovasculaires). Les poissons sont parfois fortement pollué (ceux du Rhône contenaient jusqu'à quarante fois les concentrations admissibles de PCB). La contamination par les dioxines et PCB dans la Manche Est est considérée comme supérieure à celle rencontrée sur d'autres parties du littoral. *Les dioxines, comme perturbateurs endocriniens, déstabilisent le système endocrinien, notamment reproducteur. Ils agissent négativement sur le système immunitaire et nerveux.*	Il existe une mobilisation des pouvoirs publics français et européens pour limiter les émissions de ces dioxines, notamment par l'usage de filtre des incinérateurs, ce qui a été efficace, car le niveau de contamination a diminué par rapport aux années 1970-1980. Il faut néanmoins rester vigilant et limiter les installations humaines à proximité des usines et incinérateurs polluants. Il ne faut pas sous-estimer les émissions de dioxines domestiques. Les poêles à bois et les foyers ouverts à chauffage à bois ou d'agrément émettent des dioxines. Il en est de même pour le brûlage des déchets des jardins, d'où une directive en date du 18 novembre 2011.

PERFLUORÉS	Comment éviter individuellement	Comment limiter collectivement
Des milliers de tonnes de composés perfluorés (PFC) sont fabriqués chaque année. Il y en a de plusieurs types. LE PFOA est présent dans le revêtement de certaines poêles et casseroles. Des industriels ont tendance à le retirer de leur fabrication, d'où le sigle de plus en plus rencontré « sans PFOA », un perfluoré qui est l'acide perfluoro-octanoïque. Au niveau des tissus, il sert comme antitache et imperméabilisant. Présent dans certains emballages (notamment en carton et papier), il n'est pas soluble dans les matières grasses. Parmi les PFC, il y a les carboxylates perfluorés (PFOA, pour acide perfluoro-octanoïque), les sulfonates perfluorés (PFOS, sulfonate de perfluoro-octane), ces derniers étant encore plus suspects que les premiers.	Éviter d'acheter les poêles et casseroles antiadhésives sans la mention « sans PFOA » mais, à rebours, celles qui n'en contiennent pas ont des produits de remplacement pas toujours bien identifiables. La question se pose donc de savoir s'il faut encore utiliser des poêles antiadhésives. On peut aussi trouver des produits perfluorés comme enduit protecteur et comme agent de polymérisation, d'où sa présence possible dans diverses autres substances, comme des emballages alimentaires, des cosmétiques, des tissus. *Parmi les effets négatifs possibles des composés perfluorés : favoriser l'obésité, les cancers, notamment de la prostate, et les troubles de la reproduction.*	Des alternatives sont progressivement mises en place par de nombreux industriels mais le défaut d'information (au nom du secret industriel) doit inciter à la prudence sur les produits de remplacement. Concernant le choix des ustensiles de cuisine, les alternatives sont avant tout individuelles.
PRODUITS IGNIFUGÉS POLYBROMÉS		
Les produits ignifugés, aussi appelés retardateurs de flamme, rendent moins inflammables les appareils électriques plastique et les textiles dans lesquels ils sont incorporés. On en trouve partout, jusque dans nos boîtiers d'ordinateurs, téléviseurs, sèche-cheveux et vêtements. Les polybromés, de structure, parfois proche des PCB,	Le problème de ces composés, inclus dans les plastiques et différents objets, y compris dans certains jouets, est qu'ils sont volatils, s'en « détachent » pour se retrouver dans l'air des maisons et des bureaux. Heureusement leur concentration effective dans l'air semble peu importante. *Les polybromés, en fonction du degré d'exposition,*	Les alternatives existent et un certain nombre d'industriels se sont engagés à ne plus les utiliser.

PRODUITS IGNIFUGÉS POLYBROMÉS	**Comment éviter individuellement**	**Comment limiter collectivement**
persistent dans l'environnement; on compte parmi eux les PBDE (polybromés diphényléther), HBCD (hexabromocyclododécane), TBBP-A (tétrabromobisphénol-A).	*peuvent interagir avec le système hormonal, notamment sur le fonctionnement de la thyroïde. Ils sont aussi suspectés d'avoir une action négative sur le système nerveux, en agissant sur le comportement, voire favoriseraient l'apparition de l'autisme.*	
LES PHTALATES		
Un million de tonnes de phtalates est produit en Europe de l'Ouest chaque année. C'est un assouplissant des plastiques dont 90 % sont utilisés dans les PVC (polychlorure de vinyle). Il existe plusieurs types de phtalates. Un certain nombre d'entre eux sont déjà interdits. L'usage des phtalates est très répandu. On peut en trouver dans les jouets des enfants, les gants, divers emballages, les revêtements des surfaces au sol, les textiles, certaines valises, l'habillement, même dans les cosmétiques comme les vernis à ongles, pour assurer leur homogénéité et éviter qu'ils ne s'écaillent; les déodorants et parfums, pour prolonger leurs actions; les colles, pigments pour les encres et peintures, pour qu'ils tiennent mieux. On en trouve aussi dans différents dispositifs médicaux, tubulures notamment.	Difficile d'échapper aux phtalates tant ils sont présents dans notre univers quotidien. Difficile aussi de s'y retrouver facilement parmi les différents phtalates utilisés, la toxicité des phtalates n'étant pas la même pour tous. Même si la migration des phtalates est parfois faible et le degré d'exposition négligeable, il faut rester prudent, tout particulièrement pour les enfants et les femmes enceintes. *Divers phtalates sont des antiandrogènes et favoriseraient l'infertilité chez l'homme, mais aussi l'apparition de puberté précoce chez la fille. DBP, BBP, DEHP préoccupent le plus. Certains phtalates agissent sur la thyroïde en inhibant les hormones thyroïdiennes. Ils favorisent l'asthme et divers autres troubles respiratoires. Ils pourraient également participer au développement de tumeurs du foie et du rein (études expérimentales).*	Il existe de multiples alternatives industrielles aux PVC. Par exemple, le polypropylène pour les câbles. Il ne faut plus non plus de phtalates dans les dispositifs médicaux, surtout ceux destinés aux prématurés et en cas de nutrition artificielle. Les alternatives sont possibles et devraient être généralisées.

LE BHA ET AUTRES ADDITIFS ALIMENTAIRES ET COSMÉTIQUES	Comment éviter individuellement	Comment limiter collectivement
Le BHA ou butylhydroxyanisol et son cousin, le BHT, sont des antioxygènes servant à empêcher l'oxydation. Ils sont utilisés pour la conservation de multiples produits alimentaires, cosmétiques, médicaments tout comme : Les parabènes **E214 à E219, le gallate de propyle E310.**	Ces antioxygènes E320 pour le BHA (et E321 pour le BHT), outre leur action comme perturbateurs endocriniens, sont classés comme cancérogènes possibles pour l'homme; le BHT est non classable. Des évaluations supplémentaires indépendantes sont indispensables. D'ici là, la prudence doit être de mise. *Ils sont incriminés dans les dysfonctionnements de la glande thyroïde et dans l'infertilité. Le gallate de propyle pourrait provoquer des troubles sanguins chez les enfants en bas âge (méthémoglobinémie).*	Des alternatives existent, notamment pour certains produits alimentaires, avec la vitamine E par exemple.
TRICLOSAN		
Antibactérien très largement utilisé, il l'est moins depuis que les doutes qui pèsent sur lui sont majorés. On peut le trouver dans divers produits d'entretien ménager, cosmétiques, dentifrices.	Sa présence est mentionnée. *Perturberait le métabolisme par son action anti-œstrogènes et interférerait avec la sécrétion des hormones thyroïdiennes.*	L'utilité même des bactéricides est à discuter dans de nombreux cas, même si, par sécurité, on a tendance à les préconiser dès qu'il y a des composés organiques.

MÉTAUX TRACES ET AUTRES : ANTIMOINE, CADMIUM, ALUMINIUM, TRIBUTYLÉTAIN	**Comment éviter individuellement**	**Comment limiter collectivement**
Les sources d'exposition sont variées (voir chapitres correspondants). Pour le tributylétain, il a longtemps été présent dans les peintures des coques de bateau pour empêcher que les mollusques n'y adhérent. L'exposition est actuellement réduite mais on trouve encore des sels d'étain dans les PVC, car utilisés comme stabilisants.	Différentes substances minérales sont responsables d'atteintes pathologiques. L'impact de certains éléments minéraux comme PE est une notion assez récente. Concernant le tributylétain, son exposition entraîne une accumulation de substances graisseuses dans l'organisme. *Le TBT a été mis en cause comme favorisant l'accumulation de graisses et aussi pour ses effets virilisants sur les femelles : ce phénomène dit « imposex » provoque le développement d'un pénis et d'un canal spermatique atrophiés. Le TBT agit aussi sur les défenses immunitaires (immunotoxique puissant) et le développement des embryons.*	Les alternatives existent pour l'antimoine, catalyseur de réactions dans la plasturgie : le fer à la place de l'aluminium dans la floculation de l'eau. Quant au tributylétain, on peut tout simplement s'en passer.
FILTRES ANTI-UV		
4-MBC (4-méthylbenzylidène camphre), benzophénones, etc., sont présents dans bien des crèmes solaires.	Crèmes solaires et divers cosmétiques proposés en cas d'exposition solaire. *Comme perturbateurs endocriniens – mais modérés –, ils agiraient en provoquant des infertilités mais tout dépend de l'exposition.*	Il existe des crèmes solaires qui ne contiennent pas ce type de filtres.
PESTICIDES		
Nous avons consacré un chapitre aux pesticides. Parmi eux thirame, méthoxychlore, mancozèbe, zinèbe, fénarimol, resméthrine, deltaméthrine, métribuzine, kétoconazole, carbaryl, terbutyne, fénitrothion (source : RES).	Consommer du bio.	Limiter leur emploi dans des délais raisonnables est possible, s'il existe une réelle volonté politique et ne pas céder à la pression de certains lobbies.

ÉTHERS DE GLYCOL	Comment éviter individuellement	Comment limiter collectivement
Il existe plusieurs types d'éthers de glycol qui n'ont pas tous la même dangerosité. Ceux dérivés de l'éthylène glycol – série E (EGE) sont en partie interdits mais quelques-uns sont toujours autorisés comme le phénoxyéthanol (aussi dénommé phénoxythol) jusqu'à des concentrations de 1 %. Certains de la série P, dérivés du propylène glycol (PGE) sont moins toxiques. Les éthers de glycol sont maintenant également interdits dans les lingettes pour enfants de moins de 3 ans.	Leur usage comme solvants dans une très large gamme de produits date du début des années 1970. Il faut se renseigner et ne prendre des produits que de la série P. Choisir les produits sans phénoxyéthanol. *Peuvent entraîner des troubles de la reproduction, peuvent être irritants et seraient pour partie neurotoxique.*	Les éthers de glycol de la série E ne devraient-ils pas ne plus être utilisés en l'état actuel de nos connaissances ?
PERCHLOROÉTHYLÈNE		
Nettoyage à sec des tissus et vêtements.	Il y a peu de probabilité d'être intoxiqué par ce produit qui est maintenant interdit pour tous les nouveaux pressings ; néanmoins un risque sérieux existe pour les employés et habitants proches de pressings anciens. *Classé cancérogène probable (CMR 2A) par le CIRC ; est aussi un neurotonique central puissant et également toxique pour le foie et les reins.*	Les alternatives existent d'où l'interdiction de leur emploi dans les nouveaux établissements.

LES MÉTAUX TRACES ET ÉLÉMENTS MIXTES TOXIQUES

Un certain nombre d'éléments « métaux », comme le mercure, le plomb mais aussi le cadmium et l'antimoine (qui est, comme l'arsenic, un non-métal classé dans les éléments mixtes), sont toxiques, même à très faible concentration. Souvent dénommés improprement « métaux lourds », ce sont des métaux présents le plus souvent à l'état de traces (nous les dénommerons donc « métaux traces »), qui ont des effets néfastes sur les reins, les os, le foie, les poumons, mais aussi les structures nerveuses. On a récemment découvert qu'ils agissaient aussi sur le système hormonal. Or en tant que perturbateurs endocriniens, des éléments montrent que leur impact est loin d'être négligeable. Aussi une prise de conscience plus importante de la part des pouvoirs publics de leurs effets multiples sur l'organisme s'impose-t-elle, de même que l'actualisation de la réglementation, qui souffre d'un retard lié pour partie à l'obsolescence des études d'innocuité sur lesquelles elle se fonde.

Ces métaux traces proviennent du fond géochimique de la biosphère. Ils posent problème dans les activités humaines et industrielles qui les utilisent et les rejettent en excès dans l'air ou dans l'eau, contaminant à la fois notre alimentation et l'environnement. Il convient donc de dresser la liste des principaux métaux traces et de proposer des solutions synthétisées dans le guide en fin d'ouvrage (p. 283) que vous pourrez mettre immédiatement en application.

Le cadmium

Le cadmium (Cd) est sans doute un élément dont vous avez peu entendu parler. Pourtant, en cas d'exposition prolongée et selon la forme chimique du composé, il est considéré comme fort toxique, même à faible dose. Nous nous intéressons à celui-ci en priorité car, lors d'une évaluation récente datant de 2011, l'agence sanitaire française (Anses) notait une augmentation de l'exposition de la population de plus de 400 % par rapport à la précédente évaluation réalisée avant 2006 ! Le cadmium devient toxique après transformation chimique ou biochimique lorsqu'il est ionisé (c'est-à-dire chargé positivement[1]). Soulignons dès maintenant que le cadmium partage cette propriété de toxicité à l'état ionisé avec le mercure et le plomb.

Où trouve-t-on le cadmium ?

Le cadmium provient essentiellement de deux sources. La première est liée aux activités industrielles émettant des poussières qui en sont chargées (industrie de fabrication de batteries, de piles, d'accumulateurs, de pigments industriels, de certains câbles électriques). Ce sont donc

1. Il s'agit d'un cation divalent Cd^{++}.

les salariés des entreprises qui y sont exposés au premier chef. Les activités agricoles représentent la deuxième source d'exposition. Elle résulte notamment de l'utilisation d'engrais phosphatés riches en cadmium et de l'épandage de boues d'épandage dans les zones maraîchères. La présence du cadmium dans l'organisme a donc, outre celle du tabac, une origine principalement alimentaire.

Quels sont les aliments qui en contiennent le plus ?

On observe une forte concentration de cadmium dans les abats des animaux (rognon, foie), dont il convient de limiter la consommation (mais ils sont moins recherchés de nos jours sur le plan gustatif). Selon les techniques agricoles utilisées, il est aussi possible d'en trouver en concentration variable dans les céréales et les produits transformés qui en découlent. Les végétaux à feuillage vert (salade, choux, épinards...) peuvent également en contenir, ainsi que les coquillages.

Il ne s'agit en aucun cas de cesser totalement de consommer ces produits – d'autant que, heureusement, seulement 10 % du cadmium présent dans les aliments est assimilé par l'organisme –, mais il est judicieux de privilégier les produits bio ou, pour les produits conventionnels, de se renseigner sur les pratiques agricoles de culture. L'achat de produits de proximité des AMAP permet d'interroger les producteurs sur l'éventuel emploi des boues d'épandage ou des engrais phosphatés[1]. Notez que le cadmium est

1. Les engrais phosphatés sont une source importante de dissémination de cadmium et, dans les sols acides, leur fixation aux plantes est renforcée, d'où un risque de concentration accru.

aussi présent de façon naturelle dans différents autres végétaux, mais il n'a jamais été démontré d'intoxication par ce biais.

Les effets identifiés du cadmium sur la santé

Effets chroniques

Le cadmium qui pénètre dans l'organisme est capturé par des cellules (macrophages) et oxydé à l'état de cation divalent (Cd^{++}). Passant ainsi dans le sang, il se répartit ensuite dans l'organisme, ce qui entraîne des effets toxiques au niveau de différentes cibles, sachant qu'il s'accumule de préférence dans les reins (30 % de la charge corporelle) et, dans une moindre mesure, dans le système osseux. Le foie et la prostate peuvent également être touchés. On le trouve enfin dans les poumons, mais cela concerne davantage les salariés travaillant dans les ateliers de soudure industrielle et de découpage de divers métaux, la voie de contamination se faisant alors par inhalation.
Il présente des propriétés toxiques et est classé cancérogène (groupe 1) chez l'homme par le Centre international de recherche sur le cancer (CIRC de Lyon). Les cancers observés, toujours en milieu professionnel, touchent principalement le tractus respiratoire (poumons, nasopharynx). Son exposition répétée est donc préoccupante pour la santé et l'hypothèse d'un excès de mortalité par cancer consécutif à une telle exposition est étayée par différentes études[1]. L'exposition à long

1. "Cadmium exposure and cancer mortality in the Third National Health and Nutrition Examination Survey cohort", Scott V. Adams,

terme au cadmium provenant de l'alimentation contaminée peut aussi entraîner une atteinte rénale (néphrite) pouvant évoluer vers une insuffisance rénale grave. On peut également observer des troubles cardio-vasculaires à type d'hypertension artérielle ou de diabète. Le cadmium fait partie des métaux pouvant interférer avec les récepteurs aux œstrogènes et se comporter comme perturbateur endocrinien[1]. Récemment, la neurotoxicité du cadmium a été mise en évidence, particulièrement sur le cerveau en développement.

Effets identifiés du cadmium (exposition chronique)*

Atteinte des reins	Néphrite, insuffisance rénale
Atteinte des os	Défaut de minéralisation des os (ostéomalacie), douleurs osseuses
Atteintes cancéreuses possibles	Poumon, pancréas, foie, rein, prostate, sang (système hématopoïétique), testicule, sein
Atteinte respiratoire	Bronchites, fibroses, emphysèmes au-delà des cancers
Atteintes du cœur et des vaisseaux	Hypertension artérielle
Atteintes métaboliques	Troubles de la reproduction, diabète

* La plupart des études ont été effectuées sur l'animal mais indiquent un certain degré de toxicité chez l'homme (études expérimentales).

Effets aigus

Pour l'homme, en dehors des milieux professionnels, des contaminations aiguës peuvent survenir, principale-

Michael N. Passarelli, Polly A. Newcomb, *Occup. Environ. Med.*, November 7, 2011.

1. L'ingestion de cadmium ne devrait pas dépasser 60 µg par jour, ce qui semble heureusement généralement le cas.

ment en cas d'absorption de denrées en ayant de fortes concentrations au-delà des normes habituelles, mais cela reste heureusement rare. On a pu l'observer par exemple par le biais d'animaux d'élevage gavés à certains types de compléments alimentaires importés d'Asie (le cadmium s'étant ensuite retrouvé dans le lait, la viande et les produits de transformation), comme en 2009, quand des industriels durent prendre des mesures pour récupérer des lots d'aliments en contenant dans une proportion anormale, sans juger opportun d'en informer les autorités sanitaires au motif que « la santé humaine n'était pas en péril[1] ». La question est de savoir si tous les cas de ce type sont vraiment répertoriés !

Le tabagisme

Le tabagisme est une source majeure de contamination par le cadmium pour la population, par le biais des feuilles de tabac. Par des prises de sang et dosages dans les urines, on a ainsi pu démontrer que la concentration de cadmium dans le sang des fumeurs est quatre à cinq fois supérieure à celle des non-fumeurs.

Le mercure

Depuis longtemps, le mercure est sous haute surveillance, compte tenu de sa toxicité, notamment pour le cerveau. Il pourrait être la cause, ou du moins favoriser, le développement de nombreuses maladies comme les maladies neurodégénératives de type Alzheimer, mais aussi

1. *Le Canard enchaîné*, 9 juillet 2009.

l'hyperactivité des enfants et l'autisme. Ces accusations sont-elles justifiées ? Et pourquoi les autorités sanitaires ne s'en émeuvent-elles pas plus ? Selon la biologiste Marie Grosman, « le lien entre une exposition précoce au mercure et le développement d'un trouble du déficit de l'attention et hyperactivité (TDAH) ou d'un syndrome autistique est très documenté depuis quelques années ». Et d'ajouter, étayé par de nombreux éléments bibliographiques, que « des études prenant en compte l'impact des différentes sources de contamination font ressortir que les mères d'enfants autistes ont été en moyenne davantage exposées au mercure dentaire pendant leur grossesse, et que la sévérité de l'autisme est d'autant plus importante qu'elles ont davantage de plombages[1]. » Comme l'a indiqué l'OMS, dans les pays développés, les principales sources d'exposition au mercure, toutes formes confondues, sont en premier lieu liées aux amalgames dentaires. Bref, il est nécessaire de se méfier du mercure et pas seulement au niveau des « plombages ». Il existe des moyens d'en limiter l'exposition.

Les différents types de mercures

Le mercure existe sous différentes formes[2]. Celle dite « élémentaire » (Hg) est tout simplement le mercure

1. Marie Grosman, Roger Lenglet, *Menace sur nos neurones*, Actes Sud, 2011.

2. Le mercure peut être présent sous différentes formes, celle du mercure élémentaire métallique, le mercure oxydé, dit cation mercurique Hg^{2+}, le mercure dit « organique » avec le méthylmercure ; toutes sont toxiques à des degrés divers. Le premier touche surtout le cerveau et secondairement les reins ; les cations mercuriques ont pour cibles préférentielles les reins et secondairement la peau ainsi que le système

minéral de base, liquide à température ambiante (présent par exemple dans les anciens thermomètres et baromètres, les amalgames dentaires...). Les vapeurs qui se dégagent de cette forme sont toxiques mais l'exposition est de nos jours rarissime pour le public. Elle arrivait jadis lorsque, par inadvertance, un vieux thermomètre se cassait et que l'on essayait de ramasser les petites billes brillantes qui s'en échappaient. Il faut savoir que, passé sous forme gazeuse, le mercure, est facilement absorbé par voie respiratoire, et que sa solubilité dans les graisses lui permet de traverser les membranes des cellules et d'arriver au cerveau, où il s'accumule en cas d'exposition prolongée. Un processus inflammatoire apparaît alors qui peut déclencher des maux de tête[1]. L'inflammation dépend du degré et de la durée de l'exposition. À long terme, une dégénérescence des cellules est observée expérimentalement, qui aboutit à des processus de vieillissement accéléré. Si l'exposition se prolonge dans le temps, elle pourrait favoriser l'apparition de pathologies comme la maladie d'Alzheimer ou de Parkinson.

---

nerveux ; les méthylmercures sont neurotoxiques et peuvent provoquer notamment des encéphalites, polynévrites.

1. Sans entrer dans les détails, il faut savoir que le mercure ne va pas se stocker dans les neurones. Il préfère s'accumuler dans les cellules qui nourrissent les neurones (les cellules gliales). Ces cellules sont riches en systèmes enzymatiques (en particulier en enzymes d'oxydation dénommées peroxydases), qui sont responsables de l'oxydation de ce mercure élémentaire en cation mercurique (Hg^{2+}), hydrosoluble et surtout chimiquement très réactif. De ce fait, dès sa formation, le cation mercurique va s'attaquer aux protéines soufrées, constituant la charpente de ces cellules gliales, entraînant leur destruction. Privés de nourriture, les neurones, à leur tour, souffrent et les maux de tête font partie des signaux d'alarme à cette exposition toxique. Le Hg^{2+} s'attaque aussi au squelette interne des neurones.

Les amalgames dentaires : une source importante d'exposition

La France est le seul pays de l'Union européenne qui s'est acharné à mettre en bouche contre les caries des amalgames dentaires à base de mercure, appelés improprement « plombages » (car en fait sans plomb). Sous cette forme, l'exposition à cet élément toxique concerne un grand nombre de personnes, bien plus que celle qui a trait à l'alimentation ou aux vaccins dopés en thimérosal (agent de conservation dérivé de l'éthylmercure). Un amalgame classique contenant 1 gramme de mercure élémentaire utilisé pour l'obturation d'une molaire libère des vapeurs qui passent dans le sang puis vont se stocker en partie dans le cerveau. L'impact du mercure varie en fonction de différents paramètres, dont les interactions avec d'autres métaux présents en bouche. Ainsi, l'or des couronnes, pour prendre cet exemple, accélère la libération des vapeurs de mercure. Il existe aussi une susceptibilité génétique dans la capacité de l'organisme à éliminer le mercure. Ceux ayant le gène appelé « ApoE4 » ont plus de difficultés à éliminer le mercure et le risque de développement de maladies dites neurodégénératives comme la maladie d'Alzheimer en sera augmenté. Autrement dit, nous ne sommes pas tous égaux face à une exposition.

Nouvelle réglementation[1]

Soulignons que les dentistes eux-mêmes, à leur insu, ont été les premières victimes de ces vapeurs de mer-

1. La nouvelle réglementation résultera au niveau mondial de la convention de Minamata (qui sera signée à Minamata en octobre 2013, puis

cure en manipulant et en préparant les amalgames. Curieusement, de nombreux représentants des dentistes ont nié pendant longtemps – et certains nient encore actuellement – l'impact négatif du mercure. Tout au plus acceptent-ils de parler d'« hypothétiques » risques. Un des récents ministres de la Santé (Roselyne Bachelot) affirmait sans nuances : « On ne connaît pas un seul cas avéré d'intoxication mercurielle d'un patient par les amalgames dentaires. [...] Les doses de mercure libérées dans l'organisme par les amalgames dentaires sont infimes et, en tout état de cause, très en deçà des seuils auxquels des effets toxiques pourraient être observés[1]. » Cela est exact pour des intoxications aiguës mais, ce qui compte surtout, ce sont les effets à long terme dus à des expositions prolongées, même à d'infimes doses, qui peuvent altérer les neurones du cerveau. Pourquoi ce déni ?

Le rapport BIOS commandé par la Commission européenne recommande l'« élimination progressive de l'utilisation des amalgames dentaires dans les cinq prochaines années, tout en améliorant l'application de la législation européenne existante sur les déchets[2] ». Malgré cela, et de façon stupéfiante, le conseil national de

devra être ratifiée par les 130 à 140 pays signataires) ; à l'échelon européen, la stratégie communautaire sur le mercure (2005) est en cours de révision depuis 2010 : conclusions programmées pour fin 2013.

1. Réponse à une question écrite du sénateur Jean-Louis Masson, 7 août 2008.

2. Le rapport recommandait, en plus des amalgames dentaires, de supprimer progressivement l'utilisation du mercure dans les piles bouton dans un délai des deux années suivant l'adoption de la législation. *Study on the potential for reducing mercury pollution from dental amalgam and batteries, Final report prepared for the European Commission*, DG ENV, BIO Intelligence Service, 2012 : http://ec.europa.eu/environment/chemicals/mercure

l'ordre des dentistes et l'Association dentaire française ont rédigé quelque temps après une lettre à l'attention de la ministre de la Santé, la priant de s'opposer « à toute mesure visant à interdire ou limiter l'utilisation de l'amalgame dentaire ». De nombreux chirurgiens-dentistes ont alors réagi vivement en rédigeant à l'attention de la ministre une lettre ouverte sous forme de pétition, en septembre 2012, en demandant pourquoi les preuves de toxicité établies étaient réfutées et précisant qu'en tout cas « l'innocuité du matériau qui relargue en continu des vapeurs de mercure n'était pas établie ». Et d'ajouter : « Nous-mêmes, chirurgiens-dentistes, constatons fréquemment des pathologies liées aux amalgames ou aux courants galvaniques consécutifs à la présence de métaux en bouche, entraînant notamment des névralgies invalidantes, des inflammations des muqueuses et musculo-tendineuses. » Ils invoquaient aussi le rapport de l'Organisation mondiale de la santé (OMS) mettant en valeur le fait que les amalgames étaient la cause de différents problèmes de santé : « Comme notre propre pratique le démontre chaque jour, l'amalgame est parfaitement remplaçable. Il est donc inexplicable que la France continue d'encenser un matériau contestable et dépassé, dont une résolution du Conseil de l'Europe et un rapport commandité par la Commission européenne recommandent le retrait. Cette attitude va à l'encontre de ce que veulent les patients. » L'un d'entre eux a même fait remarquer ironiquement que « l'OMS édicte des normes de potabilité pour l'eau du robinet concernant différents polluants ; pour le mercure, les mesures faites dans la salive de patients ayant des amalgames en bouche révèlent des taux parfois dix fois supérieurs et même plus encore[1] : la salive des patients porteurs d'amalgames est-elle potable ? » Pour les sénateurs et les députés qui se sont penchés sur cette question de santé, l'étude de Tübingen, qui fait référence, « constitue un pas important dans la connaissance des amalgames », certains éléments étant pour eux « incontestables » :

« – En premier lieu, l'étude a confirmé l'effet de la mastication sur les rejets mercuriels. Ce point était connu. Il est une fois de plus mis en lumière.

– En second lieu, l'étude a révélé des teneurs en mercure très supérieures aux études antérieures menées sur des échantillons plus petits : la charge en mercure de la salive étant 3,5 fois plus élevée que les résultats publiés quelques années auparavant.

– En troisième lieu, même limitée à quelques cas, la concentration de 1 000 µg/l mesurée dans la salive de porteurs d'amalgames, si elle est exacte, doit justifier d'urgence une réaction. La dépose d'amalgames dans les règles de l'art et avec le maximum de précautions paraît s'imposer sans plus attendre[2]. »

Rappelons qu'aucun test de toxicité cellulaire n'est mené avant la commercialisation des amalgames.

Faut-il arrêter de consommer du poisson ?

Le mercure se trouve aussi dans l'alimentation, sous forme de méthylmercure (forme organique du mercure)

---

1. Étude de Tübingen et rapport de Kiel réalisés en Allemagne sur 20 000 patients.
2. Extrait du rapport de l'Opecst « Les effets des métaux lourds sur l'environnement et la santé », 4 octobre 2012.

qui s'accumule préférentiellement dans les poissons, essentiellement dans ceux dits « prédateurs » (des carnassiers consommant d'autres poissons). Plus leur durée de vie est longue, plus le risque qu'ils absorbent du mercure est important. Le processus de stockage dans les chairs des poissons carnivores est identifié ; une fois le mercure déposé au fond de la mer, il est transformé par des bactéries. Sous sa nouvelle forme, en méthylmercure, il a la capacité de s'introduire durablement dans les organismes vivants, le plancton en premier, puis dans les « petits » poissons et enfin jusqu'aux plus gros prédateurs comme les thons, les espadons, les requins mais aussi les raies et les dorades sauvages (bioamplification). On en trouve également dans des coquillages et des crustacés, car les fruits de mer filtrent une grande quantité d'eau et accumulent ainsi différents métaux, dont le mercure.

Il est certain que la consommation excessive de ces poissons est déconseillée et devrait être proscrite en cas de grossesse. Les poissons qui contiennent ces métaux dans leurs chairs peuvent contenir aussi, s'ils évoluent en zone polluée, d'autres substances toxiques comme des PCB (polychlorobiphényles, voir p. 276). Les espèces considérées comme ayant potentiellement le plus de contaminants néfastes sont le bar commun, l'esturgeon d'importation et sauvage, le mérou oualioua, la rascasse du Pacifique, le requin, le scorpène et le thon rouge.

La question essentielle est de savoir mesurer le degré de toxicité engendré par la consommation de poisson et, dans ce domaine, « les résultats nous portent à être prudemment optimistes. Le mercure dans le poisson pourrait ne pas être aussi toxique qu'on le croit, mais il nous reste encore beaucoup de choses à découvrir avant que nous puissions tirer cette conclusion », commente le Dr Graham George[1], spécialiste de la question. En effet, si l'on affine les données, il faut signaler qu'il existe plusieurs types de méthylmercure, et, surtout, leur combinaison moléculaire a une grande importance. Ainsi, celui présent dans le poisson est essentiellement du méthylmercure-cystéine. Or les chercheurs qui ont modélisé les effets toxiques du méthylmercure se sont aperçus que c'est le chlorure de méthylmercure qui est le plus toxique – vingt fois plus que le premier.

Les conséquences toxicologiques de l'ingestion de mercure variant considérablement en fonction de sa forme, il est nécessaire d'avoir une attitude pragmatique concernant la consommation de poisson. Les sardines, maquereaux, anchois, saumons sont une source de bons acides gras oméga 3, dits « essentiels » car non synthétisables par l'homme (EPA : acide eicosapentaénoïque, et DHA : acide docosahexaénoïque), et, selon un rapport de l'agence sanitaire, la consommation hebdomadaire d'une portion de poisson dit gras, c'est-à-dire riche en acides gras oméga 3, assure un apport suffisant pour couvrir les besoins humains. N'en consommer qu'une fois par semaine limite parallèlement les risques d'absorption trop importante de contaminants chimiques indésirables. Insistons sur le fait que certaines zones de pêche sont plus polluées que d'autres, et que le niveau de pollution peut varier dans le temps ; pour l'élevage, le devenir de divers résidus de pesticides et des antibiotiques est encore

1. Stanford Synchroton Radiation Laboratory, Menlo Park, Californie, 2003.

mal évalué. Consommer du saumon bio ou du Label rouge.

Rappelons, après ce tableau qui pourrait paraître inquiétant à certains, que les différents métaux (mercure) sont des éléments présents naturellement à la surface de la terre. Ainsi, différents aliments peuvent en contenir, à des concentrations variables (en fonction des zones géographiques). Il y a toujours eu du mercure dans les poissons, même au paléolithique, mais, actuellement, c'est l'*excès* de concentration qui est préoccupant. En effet, à partir du moment où il existe un élément naturel potentiellement toxique, l'homme a soit appris au cours de l'histoire à l'éviter, soit a les moyens de le neutraliser. Concernant le mercure, ce sont les chimiokines, molécules produites par l'organisme, qui joueraient ce rôle. Ce sont des petites protéines qui protègent le cerveau. Elles sont considérées comme les sentinelles de l'inflammation du système immunitaire. Cette fonction « dépuratrice » récemment identifiée ouvre la voie à de multiples recherches et autorise tous les espoirs. Les chimiokines protectrices du cerveau contre le mercure ont le nom de « CCL2 ». Leur rôle paraît essentiel mais, bien sûr, en cas d'apport trop massif de mercure, elles sont dépassées.

Autres sources d'exposition

En Guyane entre autres, l'orpaillage, avec utilisation parfois frauduleuse de mercure, expose la population et pollue gravement les rivières, rendant les poissons impropres à la consommation. Malheureusement, les populations concernées ne le savent pas toujours et peuvent absorber des quantités impressionnantes de mercure. Une autre source d'exposition au mercure à ne pas négliger est celle issue de complexes industriels traitant le chlore, mais aussi des centrales thermiques et des usines d'incinération. Même lorsqu'elles sont contrôlées, les contaminations peuvent toucher aussi bien le personnel que la population. Ainsi, des observations faites en 2009 par des associations comme France Nature Environnement autour de certains sites ont montré des concentrations anormalement élevées de polluants. La vigilance doit être de mise en permanence pour limiter l'exposition au mercure à travers le monde. « En 2009, à Nairobi, 140 pays se sont engagés, sous l'égide du Programme des Nations unies pour l'environnement (PNUE), à élaborer un instrument contraignant pour réduire de façon significative toutes les utilisations du mercure. Il devrait imposer des limites sévères aux rejets industriels, en particulier ceux des cimenteries et des centrales thermiques à charbon. » Bien que l'urgence ait été clairement mise en avant, le délai accordé pour finaliser cette convention fut de quatre ans, ce qui laisse quelque espoir à partir de 2013 ! Effectivement, en janvier 2013, après des négociations difficiles, la convention sur le mercure a été adoptée par 140 États. « Un traité qui doit commencer à débarrasser le monde de ce métal, manifestement dangereux pour la santé, a été accepté le 19 janvier au matin », a déclaré Nick Nuttall, porte-parole du Programme des Nations unies pour l'environnement (PNUE)[1]. S'il est correctement appliqué, cet accord doit permettre de réduire les émissions de mercure libérées dans l'atmosphère

1. Rapporté par lefigaro.fr, 19 janvier 2013.

(en sachant que l'Asie est devenue la première région mondiale émettrice), liées notamment à la combustion de charbon utilisé pour produire de l'électricité et à l'orpaillage, qui touche environ 15 millions de personnes et qui doit être mieux contrôlé. Certains dentistes, notamment Français (la France utilise un tiers des 55 tonnes de mercure annuel de l'Union européenne pour la réalisation des amalgames dentaires selon un rapport de la Commission européenne publié en 2012), devront changer leurs techniques. Sont exclus du traité des vaccins humains et animaux, qui pourront continuer à contenir du thiomersal, le crayon noir pour le maquillage des yeux et l'utilisation du mercure pour certains usages militaires.

Le plomb

Le plomb est lui aussi un minéral toxique pour l'homme, notamment pour le cerveau, mais, heureusement, l'exposition au plomb dans les habitations (peinture) et par voie alimentaire (tuyauterie) est de nos jours beaucoup plus faible qu'autrefois. Si les vieilles canalisations en plomb sont encore sporadiquement présentes dans certains immeubles anciens – car encastrées dans la pierre –, l'exposition par cette voie est devenue mineure de nos jours, d'autant que le calcaire tapissant l'intérieur des tuyaux limite singulièrement le contact avec ce minéral. La concentration maximale permise dans l'eau de boisson doit être inférieure à 25 µg/l et passe à 10 µg/l en 2013.

L'histoire du plomb

L'histoire de l'usage du plomb est assez intéressante du point de vue toxicologique. Découvert il y a fort longtemps, les Romains l'utilisaient déjà pour les canalisations car ce matériau séduisait par sa malléabilité mais, dès le Moyen Âge, on a commencé à décrire des intoxications au plomb. On a même attribué par la suite le déclin de la civilisation romaine à cette exposition, celle-ci favorisant la stérilité. On considère que le risque d'infertilité chez la femme est multiplié par trois à partir de la prise régulière d'un litre d'eau par jour contenant 25 µg de plomb. L'usage du plomb a en fait été historiquement limité (confection des vitraux, du cristal...) jusqu'au XIXe siècle, où son utilisation explose à cause de l'industrialisation : il est alors employé dans les peintures, les revêtements des toitures, les verres. La prise de conscience de l'importance des effets du saturnisme (maladie liée à l'exposition au plomb), date du début du XXe siècle. Pourtant, il a continué d'être largement utilisé, notamment dans l'essence comme additif des carburants, pour ses propriétés antidétonantes (alkyles de plomb à type de plomb tétraéthyle générant des oxydes de plomb), avant que cela ne soit réglementé de façon efficace. Ce sont tout de même des centaines de milliers de tonnes de plomb qui ont ainsi été déversées par les gaz d'échappement dans l'atmosphère chaque année, avec comme témoin-clé la calotte glaciaire qui en garde des traces. Au fond, le plomb fut l'un des premiers polluants identifié comme pouvant porter atteinte à la santé et à l'environnement.

Le saturnisme

Les maladies liées au plomb sont redoutables. On le suspecte d'être responsable chez l'enfant du déclenchement de troubles psychomoteurs et cognitifs irréversibles. Le plomb est classé CMR (cancérogène, mutagène et reprotoxique). Il n'y a pas si longtemps, dans les années 1970, on constatait une concentration non négligeable de plomb dans l'alimentation, liée aux rejets industriels de particules de plomb. Une autre source d'exposition découlait de la consommation d'aliments issus de boîtes de conserve dont les soudures étaient en partie faites d'un alliage plomb-étain, ce qui a entre-temps été interdit. Dans les zones de chasse il peut aussi y avoir des pollutions liées au plomb car chaque cartouche contient de 200 à 300 billes de plomb, et toutes n'atteignent pas leur cible. De nos jours, outre les anciennes peintures, une source d'exposition possible peut émaner des vaisselles en céramique artisanale ou de la verrerie et du cristal qui ne respecteraient pas les normes, d'autant plus s'ils contiennent des boissons acides décapantes (vin, jus de fruits, jus de tomate). Pour le cristal, la concentration en plomb est à l'heure actuelle plus de deux fois moindre qu'auparavant mais il reste présent en petite quantité car, si on le retirait complètement de la fabrication, le cristal deviendrait plus friable, moins résistant et se raierait plus facilement. Le risque pour la population est néanmoins globalement bien minoré.
Toutefois, la vigilance reste de mise, notamment pour les salariés travaillant dans l'industrie (batterie de voiture, certains composants électroniques...) et pour ceux qui, dans le bâtiment, enlèvent encore les tuyaux de

plomb et décapent les anciennes peintures. De même, les jeunes femmes doivent particulièrement prendre garde car, dans l'organisme, le plomb s'accumule essentiellement dans les os (95 %) avec un relargage dans la circulation qui s'accentue au moment de la grossesse et de l'allaitement. Dans ces situations, le calcium osseux est mobilisé, or le plomb interfère avec lui. Les personnes le plus vulnérables sont, outre les femmes en âge de procréer, les enfants, de la naissance à l'âge de six ans. En 1995, le plomb affectait encore 84 000 enfants, soit 2,1 % des 0-6 ans ! Ce pourcentage s'est depuis effondré grâce aux actions de prévention qui ont été menées : interdiction des peintures au plomb, raréfaction de sa présence dans divers matériaux, essence sans plomb. Aujourd'hui, le saturnisme ne touche plus de 0,11 % des enfants et, selon le ministère de la Santé[1], en vingt ans, le taux de plomb dans le sang (la plombémie) a en moyenne diminué de 50 % dans la population française. Il est aujourd'hui de 65 µg/l. Cela démontre clairement, une fois de plus, que la prévention est efficace lorsqu'on s'en donne les moyens.

L'antimoine

Un élément peu connu qui a envahi notre quotidien

Certains d'entre vous n'ont probablement jamais entendu parler de l'antimoine. Pourtant, cet élément proche de l'arsenic (sans sa toxicité !) est présent dans de multiples objets du quotidien. Par exemple, on en trouve dans les bouteilles d'eau et de jus de fruits en

1. www.sante.gouv.fr, 5 mars 2009.

plastique ayant le code 1 (code de recyclage), indiqué dans un petit triangle, ou dans celles arborant le logo « PET » (polyéthylène-téréphtalate). Les industriels sont généralement fiers d'annoncer « PET », car cela signifie que l'emballage ne contient pas de bisphénol A, mais, en contrepartie, l'antimoine sert à la fabrication de ces plastiques. Plus exactement, sur le plan technique, l'antimoine est un catalyseur de la polymérisation du PET agissant comme starter (déclencheur) de la réaction. C'est pourquoi on peut ensuite le retrouver dans le contenant. Comme l'indiquait en avril 2011 le journal *L'actualité chimique* : « Un seul exemple permet d'évaluer l'ampleur du problème : une eau minérale allemande qui contenait au départ 3,8 ng/l d'antimoine soit 3,8 ppb, a vu augmenter son taux jusqu'à 359 ng/l après embouteillage dans un récipient en PET. Cette concentration a atteint 626 ng/l après un stockage de trois mois à température ambiante, ce qui correspond à une multiplication par 190 de la teneur initiale » (André Picot et Jean-François Narbonne). Le problème de ces bouteilles en plastique « PET », qu'elles soient issues de la pétrochimie ou végétales (le composé chimique est le même), réside donc dans leur réutilisation, notamment lorsqu'on y verse des jus de fruits. En effet, l'acide organique des jus de fruits, et également des additifs comme le E330 (l'acide citrique) favorisent l'extraction du trioxyde d'antimoine des plastiques « PET » vers le contenu, même s'il peut n'être présent qu'en très faible quantité. Il semblerait aussi que la vitamine C et le sucre puissent favoriser la migration de l'antimoine.

Or, l'antimoine n'est pas un produit anodin puisqu'il s'agit d'un cancérogène possible, reconnu comme tel par les instances internationales (classé dans le groupe

2B). De plus, il s'agit d'un perturbateur endocrinien (p. 282) qui, à très faible dose, peut modifier le métabolisme. Les industriels, lorsqu'on les interroge[1], indiquent que « le catalyseur utilisé pour la production du PET est l'oxyde d'antimoine : c'est le catalyseur autorisé dans l'Union européenne pour cette application ». Ce qui est exact car, pour les autorités sanitaires, le niveau d'exposition à l'antimoine « ne constitue pas un problème de santé publique ». Pourtant, elles reconnaissent dans le même temps que les valeurs toxicologiques de référence manquent en partie de fiabilité, faute d'étude approfondie ! Autrement dit, l'impact sanitaire est fort mal évalué : on sait en revanche que, même avec des valeurs insuffisamment précises sur le plan scientifique, 5 % de la population est contaminée par l'antimoine au-delà des seuils de référence (analyses faites sur les urines), soit tout de même 3 millions de personnes pour la France !

– Ne pas réutiliser une bouteille en plastique, surtout pour y mettre des jus de fruits.

– Préférer, en pensant également à la planète, les briques en cartons paraffinés, les bouteilles en verre, même si le coût carbone peut être plus élevé. Le plastique est imparfaitement recyclé et envahit la profondeur des océans.

Divers métaux traces et autres composés

Parmi les autres métaux traces, il y a l'**arsenic**, que l'on trouve dans différents composés chimiques. S'il a été naguère très présent dans les pesticides en France, il

1. Comme cela a été réalisé dans le cadre d'un dossier sur les sodas et les jus de fruits pour le journal *60 millions de consommateurs*, juillet-août 2012.

persiste néanmoins dans certains pays. En 2001, l'OMS (Organisation mondiale de la santé) indiquait que 22 % de la production mondiale d'arsenic étaient destinée à la préparation de produits chimiques à usage agricole. L'arsenic est par ailleurs un sous-produit de la métallurgie et sert à la fabrication des semi-conducteurs.

Le **chrome**, sur le plan industriel, est utilisé par l'imprimerie et pour certaines peintures. Sa diffusion dans l'atmosphère peut aussi résulter d'émissions liées à la combustion de gaz, de pétrole et de charbon.

Le **baryum** et le **strontium** font aussi partie des métaux traces mais peu de cas de troubles et maladies ont été décrits, ce qui n'exclut pas de rester vigilant.

Pour l'**aluminium**, voir ce qu'il faut en penser et comment se protéger, se reporter à la page 170.

Terminons par l'**amiante**, qui est un silicate, pas un métal, d'origine naturelle et en fibres minérales pour l'usage industriel. Sa robustesse mécanique et sa résistance face aux agressions chimiques et au feu a expliqué son utilisation fréquente, avant que l'on ne s'aperçoive bien tardivement de ses effets particulièrement délétères (cancer de la plèvre des poumons).

Des inquiétudes existent concernant les **fibres de verre** (filaments de verre) qui envahissent les bâtiments et matériaux composites. Même s'il s'agit de composés inertes, ne s'apercevra-t-on pas prochainement que les microparticules qui s'en détachent posent des problèmes pour la santé, notamment dans le domaine respiratoire ? C'est l'excès d'exposition qui pourrait être préjudiciable.

Terminons par une note positive puisque des plantes comme *Noccaea caerulescens, Anthyllis vulneraria* et *Iberis intermedia* peuvent assurer la décontamination des sols pollués par les métaux traces. Elles absorbent et stockent les métaux et sont recyclables : « grâce à un traitement thermique et chimique 100 % écolo, on récupère ces métaux rares », indique le professeur Claude Grison de l'université Montpellier II[1], qui dirige ce programme de décontamination à Saint-Laurent-le-Minier (ex-bassin minier dans le Gard).

1. *Midi Libre*, 19 janvier 2013.

4

LE PROBLÈME DE L'EAU

L'eau, un bien commun

Si l'on peut rester quelque temps sans manger, la privation de boisson est rapidement mortelle : l'eau est l'essence même de la vie et le corps humain en est composé à 75 %. Malheureusement, à travers le monde on considère qu'environ 1 milliard d'humains n'ont pas accès à l'eau potable. En France et en Europe, où elle est courante, n'y a-t-il pas des risques pour la santé ? Disons-le d'emblée, ces risques ne sont pratiquement plus d'ordre microbiologique (virus, bactéries...), mais liés à la contamination chimique avec, à la clé, une grande interrogation : faut-il plutôt consommer de l'eau du robinet ou des eaux embouteillées ? Nous allons tenter d'y répondre dans ce chapitre. Car, pour ces deux types d'eau, l'affirmation selon laquelle « tout est sous contrôle » est inexacte.

On distingue schématiquement les eaux du robinet, qui sont potables selon des critères physico-chimiques bien définis, et les eaux embouteillées. Parmi les dernières, il y a celles dites « minérales », qui ont une composition spécifique et stable en éléments minéraux, et les autres, dites de « source », qui peuvent être le résultat de mélanges d'eaux issues de plusieurs sources d'origine géographique différente ; contrairement aux pré-

cédentes, leur composition en éléments minéraux n'est pas constante. Cependant, toutes les eaux embouteillées proviennent de nappes souterraines, alors que l'eau du robinet est issue essentiellement des eaux dites de surface.
Derrière les recommandations préconisant la consommation d'eau du robinet ou celle d'eau embouteillée se livre une bagarre de titans, dont les enjeux commerciaux sont fabuleux et se chiffrent en milliards d'euros. C'est pourquoi les manipulations de l'opinion publique sont tentantes et inévitables. Ne tombez pas dans les pièges grossiers du marketing ! Dans les grands groupes vendant de l'eau en bouteille, on estime que jusqu'à 30 % du prix d'une bouteille d'eau va au budget alloué à la promotion. Pour les eaux du robinet, il est inquiétant que des sociétés très puissantes gèrent l'eau des collectivités. En effet, la transparence de la gestion financière est loin d'être toujours de mise et les interrogations sur l'exhaustivité de l'information fournie (notamment sur les contaminations chimiques) sont légitimes. Par exemple, pour l'aluminium dans l'eau et son impact sur la santé, nous avons souligné l'insuffisance d'études indépendantes. Cela aurait pu être comblé depuis fort longtemps si les pouvoirs publics s'en étaient donné les moyens, mais le souhaitaient-ils seulement ou subissent-ils des pressions ?
Autre question majeure : si les opérateurs privés peuvent avoir toute leur place dans la fabrication d'usines d'assainissement, d'innovation technologique, notamment dans de nouveaux procédés d'épuration, faut-il pour autant leur confier aussi la gestion directe de cette ressource qui est avant tout un bien commun ? Sans s'appesantir sur les dérives financières passées de certains opéra-

teurs, il existe un réel enjeu démocratique et un défi à relever pour cette économie de « rente » qui devrait revenir, selon nous, uniquement aux collectivités publiques – système qui a déjà été mis en place par un certain nombre de municipalités. On considère néanmoins que les deux tiers de la gestion de l'eau du territoire sont actuellement aux mains de groupes privés. Généralement la collectivité reste propriétaire des diverses installations et la société privée qui s'occupe de la gestion de l'eau sur les plans techniques – ce qui est légitime – et financiers – ce qui l'est peut-être moins – lui verse ensuite une redevance. Cette approche a bien sûr tendance à séduire les élus car elle leur simplifie la vie. Mais l'objectif des opérateurs de maximisation des profits correspond-il bien à l'intérêt du consommateur ? On considère en effet que, en gestion directe par les collectivités, l'eau serait 10 à 20 % moins chère que l'eau « privatisée », même s'il existe des disparités d'une région à l'autre.

Les besoins en eau de l'organisme

Les besoins en eau de l'homme sont permanents et doivent être correctement assurés pour permettre un bon fonctionnement des cellules de l'organisme. L'eau est le constituant majeur des cellules qui assure tout simplement leur vie ; quant aux complexes hydriques que sont le sang et la lymphe, ils permettent de transporter de nombreuses molécules et des éléments comme les globules rouges pour le sang, des hormones.... L'eau est thermorégulatrice : elle assure une stabilité et une homogénéisation de la température du corps. Elle amortit également les chocs et protège le cerveau et la moelle épinière grâce au liquide céphalorachidien.

Pour l'organisme, un apport insuffisant en eau, même léger, provoque une déshydratation. Toute perte, ne serait-ce que de 1 à 2 %, altère de multiples fonctions de l'organisme à la fois physiques et intellectuelles. La déshydratation provoque une fatigue généralisée, des vertiges, des étourdissements, une sécheresse des muqueuses, notamment buccales et de la langue ; à un stade plus avancé, lorsque la déshydratation devient sévère, une incohérence de l'élocution, une baisse de la tension artérielle peuvent être observées et le pronostic vital peut être rapidement mis en jeu en l'absence de traitement adapté.

La soif

Il existe un centre de la soif qui se situe au niveau du cerveau et plus particulièrement au sein d'une petite structure située à sa base, appelée hypothalamus. Il s'agit d'un centre qui intègre les données des récepteurs (osmorécepteurs) présents au niveau des vaisseaux et du cœur. Il est relié à différentes structures cérébrales, dont le cortex. En fonction des informations reçues, le signal de la soif est transmis ou non. Cette régulation spontanée s'émousse avec l'âge. L'eau est le seul liquide réellement désaltérant dont on a besoin. La consommation des jus industriels sucrés ou édulcorés (sodas, jus divers) modifie les messages reçus par le cerveau et provoque des confusions entre le boire et le manger (modification des sensations de faim et de satiété), source de bien des troubles du comportement alimentaire. En plus, certains d'entre eux, fortement concentrés en sucres, peuvent paradoxalement favoriser la déshydratation. Nombre de boissons « rafraîchissantes » industrielles donnent une impression de fraîcheur en bouche (car elles doivent être consommées glacées), ce qui ne signifie pas qu'elles sont désaltérantes.

Pour assurer une bonne hydratation des cellules de l'organisme, la balance hydrique entre les entrées et les sorties (urines, transpiration...) doit être bien ajustée. Idéalement il faudrait boire avant d'avoir soif, car la sensation de soif indique déjà un manque. Il est conseillé de boire régulièrement environ 300 ml d'eau, soit un verre et demi standard environ toutes les trois heures dans la journée, en plus des repas, mais tout dépend de la température ambiante. L'organisme possède aussi des mécanismes d'adaptation complexes en cas d'apport insuffisant en eau, puisqu'il va par exemple moduler les sorties (urines) par la sécrétion d'hormones dites antidiurétiques (les urines se concentrent pour compenser le déficit d'eau).
Quels sont les besoins réels en eau ?

Repères :

Les besoins estimés en moyenne sont de 35 ml d'eau par kilo de poids corporel, soit pour une personne de 70 kg : 35 ml x 70 = 2 450 ml soit 2,45 l. Les besoins directs en eau oscillent entre 1,4 l à 2 l par jour. Ils sont dépendants du degré de corpulence, de l'activité physique, de la chaleur et de l'hygrométrie ambiante. Le reste est apporté par l'alimentation (essentiellement les fruits et légumes).

Nous ne sommes pas égaux face à la déshydratation : la vulnérabilité est plus marquée chez les nourrissons et les personnes âgées. La concentration en eau corporelle des nourrissons est supérieure à celle des adultes. Ils ne peuvent de plus exprimer clairement leur soif, sauf en criant et pleurant[1] ! Quant aux personnes âgées, la sensation spontanée de soif s'émoussant avec l'âge et étant associée à des troubles de la régulation de la concentration des urines (surtout selon les médicaments pris), il est indispensable d'être particulièrement vigilant. Une déshydratation même *a minima* peut avoir pour symptômes des troubles du comportement, des modifications de la tension artérielle et une moins bonne régulation de la température corporelle. Insistons sur le fait que, trop souvent, des agitations ou, au contraire, des atonies sont mises sur le compte de l'âge alors qu'il peut s'agir d'un désordre physiologique engendré par une hydratation insuffisante. Bien sûr, il ne faut pas omettre de multiples autres causes comme, sur le plan nutritionnel, des déficits d'apports en vitamines ou en divers nutriments ou micronutriments.

Inquiétudes sur la qualité de l'eau

La qualité de l'eau courante consommée tous les jours et utilisée pour la cuisson des aliments est source d'inquiétude. Historiquement, cela a toujours été le cas, car l'eau ne fut pas toujours potable. Autrefois, le risque sanitaire était essentiellement lié à la présence de micro-organismes (bactéries, virus, parasites) alors que, de nos jours, l'inquiétude se porte plus sur les composés chimiques à type de nitrates, pesticides, résidus de

1. Le risque de déshydratation est important chez les nourrissons et les jeunes enfants, particulièrement en cas de vomissements, de diarrhées, de forte chaleur. Les premiers signes sont une augmentation des battements cardiaques (tachycardie), une sécheresse des muqueuses, une confusion plus ou moins importante. Une perte de poids de 5 % par rapport au poids habituel est le signe d'une déshydratation importante nécessitant une hospitalisation.

médicaments... Si certaines sont analysées, une revue de l'ensemble des impacts des substances pouvant être présentes s'impose.

Au niveau européen, la directive 98/83/CE indique qu'« il n'existe pas, à l'heure actuelle, de preuves suffisantes permettant d'établir au niveau communautaire des valeurs paramétriques », c'est-à-dire qu'elle ne propose pas de normes, mais reconnaît que « l'inquiétude croît quant aux effets potentiels de ces substances nocives sur la santé humaine et sur la faune[1] ». Néanmoins dans cette directive sont indiqués les caractères d'une eau « de qualité » faisant référence pour les opérateurs. Il est tout de même très surprenant de constater qu'aucune valeur seuil n'a été fixée pour de nombreux produits chimiques pouvant pourtant être présents dans les eaux potables (bisphénol A, amines aromatiques...). Certes des normes ont été fixées pour quelques substances, mais avec des limites d'interprétation. Il faut bien comprendre que les stations d'épuration n'ont pas eté conçues pour l'élimination de tous les composés chimiques, même si des filtres mieux adaptés peuvent retenir un certain nombre de molécules. Autre inquiétude, si, lors d'une épuration naturelle ou provoquée, les molécules se dégradent en partie sous l'effet des rayons UV, de certaines bactéries, de traitements divers, des molécules inactives (déconjuguées) peuvent malheureusement redevenir actives dans un deuxième temps. Ce risque aussi est encore mal évalué. Enfin, insistons sur le fait que les analyses et normes, lorsqu'elles existent, sont issues de méthodes conven-

1. Le code de santé publique français indique que l'eau de consommation ne doit pas contenir de substance constituant un danger potentiel pour la santé des personnes (article R 1312-2).

tionnelles d'évaluation des toxiques, en partie obsolètes.

Selon une enquête presque deux tiers des Français boivent de l'eau du robinet, 24 % exclusivement et 43 % occasionnellement[1], et les industriels, notamment ceux qui commercialisent les *soft drinks* (jus industriels divers), rêvent de faire diminuer cette part de consommation d'eau du robinet de 24 % à 8 % (confidences relevées lors d'une réunion entre industriels et grande distribution en 2012). De nombreux moyens marketing sont mis en place, par exemple placer des boissons industrielles fraîches directement aux caisses des supermarchés pour inciter à l'achat. Environ un tiers des personnes interrogées disent ne consommer qu'exclusivement de l'eau en bouteille. L'analyse des comportements vis-à-vis de l'eau du robinet[2] montre que le premier motif d'insatisfaction est le goût (64 %), suivi par la présence de calcaire (54 %) et la crainte des produits toxiques (49 %). Nous verrons que les eaux en bouteille ne sont pas exemptes de certains de ces problèmes.

Prenons une par une les récriminations, réelles ou supposées, faites contre les eaux.

Le goût

Le goût décrié est lié à la présence de chlore, qui est utilisé dans l'eau comme désinfectant et qui a effectivement la fâcheuse tendance à laisser une sapidité peu agréable ; il existe plusieurs types de traitement

1. Baromètre Santé Environnement 2007, Éditions Inpes.
2. *Ibid.*

au chlore : dioxyde de chlore (ClO_2, assez corrosif[1]), hypochlorite... Il est présent pour lutter contre les différents micro-organismes dans tout le circuit, ce qui permet d'éviter une contamination ou une recontamination entre le moment où l'eau est traitée et son utilisation. En fait, s'il est utilisé en très faible quantité, les conséquences sur le plan gustatif sont moindres, voire quasiment inexistantes. Sinon le simple fait de laisser l'eau reposer dans une carafe quelques heures permet l'évaporation du chlore.

Les interrogations suscitées par cette purification de l'eau par le chlore sont-elles justifiées ? Les effets sur la santé de la chloration de l'eau, et surtout des sous-produits du chlore, sont mal connus et, dans ce domaine, la transparence pourrait n'être pas absolue. On suspecte en effet certains opérateurs de n'avoir pas complètement divulgué toutes les études à leur disposition, d'avoir occulté certaines recherches et/ou de ne pas avoir cherché à en susciter d'autres. À l'inverse, le chlore ne permet pas d'éradiquer entièrement le danger microbiologique, même s'il le rend bien moindre. Des virus (comme ceux du type rotavirus, à l'origine de bien des diarrhées chez les enfants), résistent à la chloration habituelle de l'eau et expliquent nombre des épidémies de gastro-entérites. Certes bénignes, elles peuvent néanmoins aggraver un état de santé précaire chez des personnes vulnérables, notamment âgées ou de très jeunes

1. Les eaux sont de plus en plus traitées au ClO_2 car son effet dure plus longtemps avec moins d'odeur. Cependant, cette forme de chlore présente une agressivité sur les plastiques les plus inertes en raison de son fort pouvoir oxydant. On a peu d'élément sur les effets de l'exposition humaine sur de longues durées et à de faibles doses. Néanmoins toute molécule prooxydante peut sur le long terme provoquer des dommages cellulaires si les défenses antioxydantes ne sont pas suffisantes.

enfants. Différents parasites comme la giardia, un protozoaire, résistent aussi à la chloration de l'eau.
Existe-t-il des alternatives plus efficaces au chlore ? Plusieurs éléments de réponse peuvent être avancés. En premier lieu, il convient de constater qu'un des avantages majeurs de l'utilisation du chlore est son coût bas et son efficacité prouvée contre la majorité des micro-organismes. En fait, pour limiter l'utilisation du chlore, il faut avant tout bien traiter les eaux en amont, dès le début de la captation. Dans ce domaine, les techniques se sont grandement améliorées. On utilise par exemple l'ultra-filtration, qui piège des virus et diverses molécules chimiques. On arrive ainsi à arrêter des éléments de l'ordre de 1 à 100 nanomètres. Reste le problème de la non-recontamination des eaux après le traitement initial tout le long du circuit d'acheminement jusqu'au robinet. Il n'y a actuellement pratiquement pas d'autre choix qu'une chloration minimale de l'ordre de 0,3 mg/l, et cela n'a pas d'impact significatif sur le goût de l'eau[1]. La généralisation de ces procédés de filtration sophistiqués permettra assurément une meilleure sécurité sanitaire. Parmi les pistes de recherche, on considère celle des ultraviolets car, comme les rayons du soleil, qui assurent une partie de l'épuration des mers, ils pourraient inactiver divers micro-organismes.

1. La modification du goût est aussi, au-delà de la concentration en chlore, plus généralement liée à la perte d'un certain nombre d'éléments minéraux (moins on traite l'eau plus ils restent présents).

La question de l'intérêt des filtres mis au niveau des robinets est souvent posée. Ils n'ont pas d'intérêt en termes d'épuration des substances chimiques et microbiologiques, n'étant pas plus performants que le traitement déjà subi par l'eau en amont. En revanche, les utilisateurs décrivent un goût chloré moins prononcé lorsqu'il est présent.

Ils montrent toutefois un certain nombre d'inconvénients, puisqu'il faut les changer assez souvent pour éviter que des bactéries ne s'y développent. Par ailleurs, le problème du recyclage des filtres reste entier même si des stratégies de récupération commencent à être mises en place par certains fabricants. Leur coût en termes de prix et pour l'environnement n'est pas négligeable pour un bénéfice non réellement démontré – sans compter que « des sels d'argent contenus dans des cartouches peuvent être relargués dans l'eau* », tout cela pollue.

Quant aux osmoseurs proposés aux particuliers (qui fonctionnent par osmose inverse : schématiquement, des fluides sont mis en contact par l'intermédiaire d'une membrane semi-perméable, le fluide se « purifie » en transférant une partie de ses impuretés et molécules chimiques indésirables), ils n'ont, en fait, pas d'intérêt autre que théorique, et sont souvent mal réglés. Il faut toujours faire attention aux fausses promesses commerciales.

* Source : analyse de l'association Santé Environnement France.

Le calcaire

Si l'entartrage des tuyaux est un inconvénient pour vos diverses machines électroménagères, il a aussi pour qualité d'isoler l'eau du contact direct avec les tuyaux (surtout du plomb lorsqu'il y en a encore). Ce calcaire n'a pas d'effet négatif sur la santé. Au pire, lorsqu'on

se lave, il peut majorer la sécheresse de la peau par sa « dureté » (forte teneur en calcaire). L'eau passée par des sols calcaires, crayeux et chargée en calcium est dite « dure » ; à l'inverse, la traversée du sol granitique ou sablonneux donne une eau « douce ».
Pour les eaux les plus dures, nombreux sont ceux qui sont tentés par les adoucisseurs d'eau domestique. Le principe des adoucisseurs repose sur un échange d'ions : les ions calcium responsables du tartre sont remplacés par des ions sodium. Techniquement, l'eau traverse un filtre chargé d'une résine dite « échangeuse d'ions », saturée en ions sodium, qui sont libérés quand la résine capte les ions calcium. La diminution de la teneur en calcium et l'augmentation de la teneur en sodium (norme eau potable de 200 mg/l à ne pas dépasser) peut potentiellement augmenter les risques de maladies cardiovasculaires, d'hypertension artérielle et donne à l'eau un goût un peu salé. En fait, l'impact semble négligeable. Quant au tartre, il est conseillé d'installer votre adoucisseur sur le réseau d'eau chaude uniquement, car c'est la température élevée qui augmente les dépôts. Malheureusement, les installations actuelles ne permettent généralement pas cette distinction.

Les nitrates

La présence de nitrates dans l'eau a fait couler beaucoup d'encre. La norme européenne actuelle à ne pas dépasser est de 50 mg/l, et elle ne pourra que devenir plus stricte. Les nourrissons et les femmes enceintes sont particulièrement sensibles à l'excès de nitrate, puisque transformé en nitrites dans l'organisme, il favorise la présence d'une molécule appelée méthémoglobine (dérivé de l'hémoglobine). Schématiquement, chez les nourrissons, qui n'ont pas encore une maturation suffisante de leur système enzymatique, la présence en forte concentration de méthémoglobine inhibe la fixation d'oxygène, ce qui entraîne une cyanose (ils deviennent bleus), c'est-à-dire une asphyxie. Mais, dans les faits, il n'est pas certain que les nitrates soient si toxiques pour les nourrissons. Cela peut surprendre au premier abord mais la raison en est simple : il est en effet possible que les nourrissons ne possèdent pas ou insuffisamment, dans leur tube digestif, des bactéries capables de transformer les nitrates en nitrites. La prudence s'impose néanmoins en attendant d'autres travaux scientifiques.

Chez l'adulte, on considère depuis longtemps que les nitrites favorisent potentiellement l'apparition de cancers digestifs, de cancers de la thyroïde et d'hypothyroïdie mais l'argumentation scientifique reste insuffisante pour qu'on soit catégorique. Force est de constater que les études concernant les pathologies liées à la consommation d'eaux riches en nitrates manquent (omerta pour ne pas déplaire au lobby de l'industrie des engrais azotés ? peur du coût d'une décontamination des eaux qui pourrait se chiffrer en dizaines de milliards d'euros ?). Quoi qu'il en soit, la sagesse dicte déjà d'éviter la consommation excessive de nitrites par voie alimentaire sous forme d'additifs (E249-E250) et de nitrates (E251-E252).

Si l'impact de nitrates et de nitrites sur la santé reste à mieux évaluer (les effets des nitrates ne sont pas les mêmes selon qu'ils sont présents dans les légumes ou dans l'eau, d'où la nécessité d'avoir plus d'éléments scientifiques), en revanche, sur le plan environnemental, il s'agit d'une véritable catastrophe. Les nitrates provoquent l'eutrophisation (excès d'éléments nutritifs) des milieux aquatiques et le développement anarchique d'algues, comme cela se rencontre en Bretagne. Dans cette région, les fortes concentrations proviennent essentiellement des lisiers des élevages (déjections) associés aux engrais phosphatés. Ils sont responsables d'un déséquilibre de l'écosystème fort préjudiciable. En outre, les excès d'azote favorisant les espèces nitrophiles au détriment des espèces adaptées à de faibles apports d'azote, ils sont une menace pour la biodiversité. Tous ces effets ont fait l'objet au niveau de l'Europe d'une importante publication, à laquelle ont contribué trois cents spécialistes[1], n'en déplaise aux pronitrates.

> Le nitrate, issu de la décomposition des plantes, est formé d'azote et d'oxygène, mais ce sont les déjections animales (porc, volaille des élevages industriels), qui augmentent sa concentration dans les sols et les eaux de certaines régions avec les conséquences que l'on connaît, comme le développement spectaculaire des algues.

Pesticides et perturbateurs endocriniens

La présence de pesticides dans l'eau est un problème sous-estimé. D'abord pour des raisons pratiques, en effet, il est impossible de réaliser de façon courante des analyses exhaustives de l'ensemble des molécules de pesticides puisqu'il en existe plus de trois cents types. Mais

1. M.A. Sutton *et al.*, *The European Nitrogen Assessment*, Cambridge University Press, 2011.

surtout par manque de rigueur sur le plan scientifique[1] : la plupart des pesticides ne sont pratiquement plus présents sous la forme moléculaire initiale mais en tant que métabolites. Or, malgré leur toxicité, ceux-ci sont rarement traqués. Ainsi, 90 % des produits issus des molécules initiales de pesticides sont insuffisamment mesurés et évalués, sans parler des effets cocktails que nous avons déjà mentionnés. La seule façon efficace de réduire leur présence dans l'eau est d'imposer une réduction massive de leur usage en amont au niveau des pratiques agricoles. Les conséquences sur la santé de l'exposition aux pesticides, qui sont, pour beaucoup, des perturbateurs endocriniens, ont été développées. Bien sûr, le degré des expositions varie d'une région à l'autre, selon le type d'agriculture. Mais peut-on dire qu'on va globalement dans le bon sens ? Pas si sûr... En février 2011 a été introduite une nouvelle notion plus laxiste, celle de « seuil de potabilité », ce qui a fait réagir François Veillerette, porte-parole de Générations Futures : « On va tolérer dans de très nombreuses localités des quantités de pesticides dans l'eau, cinq fois plus importantes qu'avant ! » De fait, avec la manipulation des chiffres et des concepts, une eau qui était considérée comme ne devant être utilisée ni pour la boisson ni pour la préparation des aliments pourrait dorénavant l'être. Néanmoins, au niveau européen, la Commission européenne, fort heureusement, allonge régulièrement la liste des substances prioritaires devant ne plus figurer dans la composition de l'eau ou dont l'utilisation devrait être réduite. En 2012, de nouvelles substances ont rejoint la liste de pesticides interdits, dont

1. Pour les eaux destinées à la consommation humaine, la norme pour les pesticides a été fixée à 0,1 µg pour chaque type de pesticides et à 0,5 µg en cas de combinaison de pesticides.

des biocides comme le flufénoxuron.... Combien d'autres pesticides sont voués à être interdits dans les années à venir mais encore utilisés aujourd'hui ?

Les résidus des médicaments et de cosmétiques

Les résidus de médicaments peuvent être présents dans toutes les eaux, qu'elles soient superficielles ou souterraines. Pour évaluer l'impact sur l'homme en termes de santé, force est de constater que les éléments d'analyse sont imparfaits. L'Académie de pharmacie a publié en 2008 un rapport circonstancié et inquiétant, qui soulignait que la réglementation concernant les résidus de médicaments était actuellement inadaptée. On y apprenait que les concentrations de médicaments trouvées étaient très variables et allaient du microgramme (millionième de gramme) au nanogramme (milliardième de gramme) par litre, en comptant les résidus de médicaments issus de la consommation des humains mais aussi animale. Celle-ci ne doit en effet pas être négligée car par exemple les deux tiers des antibiotiques produits leur sont destinés. Parmi les résidus de médicaments le plus souvent rencontrés, on a ceux issus des antidouleurs (antalgiques), des médicaments contre l'excès de cholestérol (hypolipémiants), des antiépileptiques, des antibiotiques, mais aussi des hormones provenant de la pilule et des traitements hormonaux substitutifs (THS) ainsi que les produits utilisés comme agents de contraste dans les services de radiologie.
Tous ces mélanges, associés à une multitude d'autres produits (notamment les perturbateurs endocriniens d'origines diverses), peuvent féminiser les poissons

des rivières[1] ; ils modifient également la différenciation sexuelle des mollusques. Aux États-Unis, même des alligators du lac Apopka ont changé de sexe !

L'impact des différentes substances chimiques présentes dans l'eau est encore insuffisamment documenté pour l'homme, mais, compte tenu des effets observés chez l'animal, on se doute que les risques existent. Cependant il est inutile de pécher par alarmisme excessif car le taux d'exposition est très variable et les contaminations peuvent être ponctuelles et localisées. Par ailleurs, les concentrations de médicaments trouvées généralement dans l'eau sont 1 000 à 1 million de fois inférieures aux doses thérapeutiques. Des analyses effectuées par les autorités sanitaires en 2008, dont les résultats ont été donnés fin 2011, montraient que, sur les échantillons d'eau prélevés à travers la France (quarante-cinq molécules recherchées, représentatives des principales classes pharmacologiques de médicaments), dans environ 75 % des cas — que les eaux soient d'origine souterraine ou superficielle —, aucune molécule n'était trouvée (hors la caféine, qui est par ailleurs un marqueur de l'activité humaine). Pour les 25 % d'échantillons positifs, on notait la présence d'une à quatre molécules[2]. Hormis la caféine, parmi les molécules le plus fréquemment retrouvées, on a la carbamazépine (antiépileptique) et l'oxazépam (anxiolytique), de type benzodiazépines. Plus de 90 % des échantillons présentent une concentration maximale cumulée inférieure à 25 µg/l et moins

1. On considère que le système hormonal des poissons peut être perturbé par un seul nanogramme de substance de type perturbateur endocrinien.
2. Parmi les 45 molécules recherchées, 26 n'ont jamais été retrouvées. 19 ont été détectées au moins une fois, dont cinq étaient présentes à des concentrations trop faibles pour pouvoir être quantifiées.

de 5 % des échantillons présentent une concentration maximale cumulée supérieure à 100 µg/l.

L'aluminium

Nous avons déjà largement traité de l'aluminium dans le chapitre sur les additifs. Il est classiquement utilisé pour clarifier l'eau afin d'éviter qu'elle soit trouble : c'est la « floculation », une des étapes du traitement de l'eau. Mais quels sont ses effets sur la santé ?
La controverse concernant l'aluminium est aiguë. D'abord parce que nous avons vu que son degré d'assimilation par l'organisme dépend en grande partie de la nature même de l'eau. Ensuite parce que les études indépendantes concernant les effets sur la santé de l'aluminium de l'eau manquent. Sur ce point, le défaut d'information est scandaleux.
Actuellement, différentes études de référence alertent sur les effets négatifs de l'aluminium sur le cerveau, avec troubles de la mémoire et de l'apprentissage, et risque d'apparition de la maladie d'Alzheimer, l'intoxication étant progressive. Si l'aluminium se trouve aussi dans certains aliments, et dans de multiples produits transformés par le biais d'additifs alimentaires (p. 285), son impact pour certains scientifiques est majoré lorsqu'il est sous forme hydrique. Déjà en 2004, Henri Pézerat, directeur de recherche au CNRS, déclarait[1], ulcéré : « Les autorités sanitaires veulent nier coûte que coûte la relation entre l'aluminium dans l'eau du robinet et les démences de type Alzheimer. Je n'ai jamais constaté un écart aussi

1. Conférence de presse d'Henri Pézerat au siège de la Mutualité française, 2004.

scandaleux entre leur déclaration à la presse et le contenu des études scientifiques qui apportent des éléments de preuve accablants. Même dans l'affaire de l'amiante, l'écart n'était pas aussi grand. [...] Un des principes les plus élémentaires de la toxicologie rappelle qu'une même substance présente des risques différents selon une biodisponibilité, liée à sa forme et à son contexte. Or, l'aluminium hydrique présent dans l'eau du robinet a manifestement une biodisponibilité très supérieure à celle de l'aluminium ajouté aux aliments. Que la démonstration ait pu ainsi être apportée d'une forte corrélation entre l'eau contenant ce toxique et la fréquence des cas d'Alzheimer plaide en faveur de cette biodisponibilité. Il est inadmissible qu'un rapport officiel nie, en dépit des faits, les résultats des études et, pire encore, qu'il aille jusqu'à nier la plausibilité même de cette relation délétère en la qualifiant de "déraisonnable" ». Il ajoutait : « La norme européenne autorise 200 µg d'aluminium par litre, mais des études ont alerté sur le fait qu'à 100 µg le risque d'Alzheimer était doublé. » De façon certes arbitraire, on pourrait peut-être conseiller de se méfier lorsque la concentration de votre eau dépasse 50 µg/l[1]. Dans les documents officiels distribués par les ministères, comme celui titré « Eau potable et santé », le problème soulevé par l'aluminium n'est même pas évoqué !

Pourtant, des alternatives à l'aluminium existent. Selon le CriiEAU (Comité de recherches et d'informations indépendantes sur l'eau) : « Les sels de fer sont substituables

---

1. H. Jacqmin-Gadda, D. Commenges, L. Letenneur, J.-F. Dartigues, « Silica and Aluminium in Drinking Water and Cognitive Impairement in the Elderly », *Epidemiology*, n° 7, 1996, p. 281-285. Les auteurs de l'étude signalent que la présence de silice dans l'eau peut avoir un effet protecteur en limitant l'absorption de l'aluminium par l'organisme.

avec une totale innocuité aux sels d'aluminium comme floculant pour la potabilisation de l'eau. » Heureusement, un certain nombre de stations de traitement des eaux n'utilisent plus d'aluminium, comme par exemple celles de la ville de Paris. Mais on estime à 16 millions le nombre de Français encore exposés à l'aluminium par le biais de l'eau[1]. Parfois les médecins se voient poser la question de savoir si on peut doser l'aluminium et, s'il est présent dans le corps, la manière de s'en débarrasser. À la première interrogation, on peut répondre simplement qu'il est possible de doser l'aluminium dans le sang et les urines mais cela ne reflète qu'imparfaitement le taux d'imprégnation dans les tissus de l'organisme (foie, cerveau, os, reins...). Quant à la question de savoir comment l'éliminer, outre les mesures générales exposées (p. 53), les autres moyens sont limités. En situation d'intoxication professionnelle aiguë, on utilise un chélateur (formation d'un complexe absorbant l'aluminium et pouvant être éliminé), le desféroxamine. Toutefois ses effets secondaires sont dangereux et il ne peut être utilisé qu'en milieu hospitalier spécialisé. Insistons sur le fait que la meilleure des armes pour éviter l'exposition à l'aluminium reste la prévention. Allez dans votre mairie vous renseigner sur les méthodes de traitement des eaux de robinet de votre commune ou consultez-les sur Internet (p. 287). Il est aussi nécessaire, selon les aliments cuisinés, de ne pas utiliser des ustensiles à base d'aluminium et de limiter la consommation de produits alimentaires contenant des additifs à base d'aluminium (p. 264).

1. *Menace sur nos neurones, op. cit.*, p. 105.

Risque de contamination par les « microbes »

Le risque microbiologique (bactéries, virus) a été très fortement réduit grâce aux progrès de l'hygiène et au traitement des eaux. Sur le plan microbiologique, les eaux sont devenues « potables » sur quasiment tout le territoire national. Pour autant, le risque n'est jamais complètement éliminé. Des virus peuvent être véhiculés par l'eau, notamment ceux provoquant certaines gastro-entérites, et, comme nous l'avons mentionné, on a connu dans l'histoire des exemples ponctuels de contamination accidentelle. À Milwaukee, dans le Wisconsin (États-Unis), en 1993, 400 000 des 800 000 habitants avaient été touchés par un cryptosporidium (un parasite protozoaire entraînant des infections intestinales parfois graves, notamment chez les personnes ayant un système immunitaire déficient), dont 40 sont décédés. On s'est aperçu un peu tard que le chlore n'avait de fait aucun effet sur ce parasite[1] ! Il est donc indispensable de rester vigilant et de ne pas se contenter de rechercher les pathogènes les plus fréquents mais de toujours maintenir un spectre d'analyses larges.

> Force est de constater que la prévention du risque microbiologique dans l'eau est efficace et bien mieux organisée que celle du risque chimique.

1. *Le Quotidien du médecin*, n° 7371, 28 août 2003.

Le risque radioactif

Il y a bien sûr en France des zones où l'eau est plus radioactive qu'ailleurs, notamment par la présence naturelle de radon dans le centre de la France, comme cela est référencé sur la carte de l'Institut de radioprotection et de sûreté nucléaire. Néanmoins, le fait de laisser l'eau du robinet reposer pendant quelques heures avant de l'utiliser permet un « dégazage » considéré comme suffisant dans la très grande majorité des cas. Le problème majeur n'est pas la question ponctuelle des sources naturelles faiblement radioactives, mais bien le fait – largement occulté – que les nappes phréatiques ne sont pas suffisamment surveillées aux alentours des installations nucléaires[1]. Certes, au niveau des centrales mêmes, les exploitants n'ont pas le droit de rejeter directement leurs effluents dans les eaux communes et doivent les traiter. Mais que se passera-t-il en cas d'accident, comme lorsque, le 7 juillet 2008, à Tricastin, de l'uranium s'est échappé dans les cours d'eau ? En moyenne tous les dix ans un incident ou accident nucléaire survient à travers le monde. Avec la multiplication et le vieillissement des centrales, le risque est bien sûr majoré. Lorsqu'un problème grave survient dans une centrale, il est systématiquement minoré au nom du principe selon lequel il ne faut pas affoler les populations, mais, au final, cela ne fait qu'instaurer un climat de défiance.

1. On compte 130 installations nucléaires de base dont une vingtaine abrite les 58 réacteurs nucléaires.

Match : eau du robinet contre eau embouteillée

En 2009, David Servan-Schreiber avait renforcé la polémique sur l'eau du robinet, en suggérant que les consommateurs qui avaient (eu) un cancer devaient se renseigner sur la qualité de l'eau du robinet avant de la boire. Le tollé fut impressionnant, en partie à cause du raccourci du titre de l'interview qui était le suivant : « Malades du cancer, ne buvez pas d'eau du robinet. » En fait, il expliquait simplement qu'il fallait se renseigner, il n'a jamais condamné la consommation d'eau du robinet.

Cela dit, la vigilance et des actions s'imposent pour toutes les eaux afin de limiter la présence de composés chimiques de synthèse aux effets parfois bien suspects. Comme le faisait remarquer la chercheuse Annie Sasco, épidémiologiste à l'Inserm : « Nous savons qu'il peut y avoir dans l'eau des composés potentiellement cancérogènes[1]. » Des substances chimiques douteuses existent partout, même dans les eaux embouteillées et plus particulièrement dans celles en plastique : « La consommation de l'eau minérale en bouteilles peut contribuer à l'exposition globale à des perturbateurs endocriniens », signalaient des chercheurs allemands[2]. Il est probable que l'action hormonale constatée provient du catalyseur utilisé (l'antimoine) pour fabriquer les bouteilles en plastique PET (p. 149). Par ailleurs, le rapport parlementaire sur pesticides et santé déjà cité[3] indique que des « pesticides

1. *Le Monde,* 5-6 juillet 2009, entretien avec Sandrine Blanchard.
2. Martin Wagner et Jörg Oehlmann, département d'écotoxicologie aquatique de l'université Goethe de Francfort.
3. Claude Gatignol et Jean-Claude Étienne, 29 avril 2010.

ont été détectés dans 55 % des points (analysés) dans le cas des eaux souterraines [les eaux embouteillées sont issus d'eaux souterraines] ; les teneurs mesurées sont parfois très faibles [et ont donc peu d'incidence sur la qualité des eaux]. Cependant, ces analyses traduisent sans conteste une dispersion très importante de pesticides et une présence généralisée dans ces milieux aquatiques. [...] On observe, concernant les eaux de surface, une légère amélioration. Cette amélioration ne se retrouve pas dans les eaux souterraines, où l'on observe une certaine stabilité, qui est clairement liée à la rémanence des produits ».

Concernant les eaux minérales, plus particulièrement, leur spécificité réside dans leur teneur constante en « résidus secs », qui indique la concentration en éléments minéraux. L'eau peut être ainsi faiblement minéralisée : inférieure à 500 mg/l d'éléments minéraux, les concentrations sont généralement indiquées sur l'étiquette pour le calcium (Ca), le magnésium (Mg), le sodium (Na), le potassium (K), le chlore (Cl), le fluor (F), la concentration est également mentionnée pour les nitrates, et les bicarbonates. Le goût lui-même peut nous renseigner sur la composition des eaux : un goût salé indique la présence de sulfate, de chlorure de sodium ou de bicarbonate de sodium, une légère amertume la présence de magnésium, un goût métallique peut être dû à une concentration en fer ou manganèse. Le pH indique le caractère plus ou moins acide, à 6 l'eau est plutôt acide, à 8 plutôt alcaline, la neutralité étant à 7. L'incidence dans certaines situations peut être importante, par exemple lorsqu'on a tendance à faire des calculs urinaires, pour les lithiases uriques (excès d'acide urique), où des eaux alcalines sont nécessaires (St-Yorre, Salvetat...) pour éviter les récidives.

Les éléments minéraux contenus dans les eaux leurs confèrent certaines propriétés :
– Bicarbonates : facilitent la digestion.
– Calcium : contribue à la solidité des os (dite calcique si teneur > 150 mg/l).
– Fluor (si < à 1,5 mg/litre) : contribue à la minéralisation des os et dents.
– Magnésium : bon équilibre entre les différentes composantes ioniques du corps.
– Potassium : indispensable à l'organisme pour assurer notamment une bonne contraction du muscle cardiaque. Tout déficit, comme tout excès, est préjudiciable à l'organisme, mais il n'a jamais été décrit d'apport excessif par la consommation d'eau.
– Sulfate de magnésium : action laxative.
Enfin, n'oubliez pas que, pour les eaux embouteillées, les pièges de marketing sont nombreux, les marques communiquant volontiers sur l'aspect écologique. Pour le consultant en marketing Serge-Henri Saint Michel, les industriels essaient de « nous faire oublier qu'il y a du plastique autour de leur eau », quelle que soit son origine[1]. Or ce n'est pas un composé aussi neutre que le verre, même si tous les plastiques ne sont pas à considérer de la même manière.

Notre avis

Vous retrouverez dans le guide en fin d'ouvrage un tableau récapitulatif comparant eaux du robinet et eaux embouteillées (p. 286-287). Au final, toutes les eaux du robinet ne se valent pas. Des efforts considérables ont été

1. *Terra eco*, juillet-août 2010.

faits par des communes. Il faut donc que vous vous renseigniez auprès de votre mairie sur tous les points du tableau en exigeant en plus des réponses précises sur la nature et les taux de résidus de pesticides et autres composés chimiques pouvant s'y trouver. Vous pouvez également vous renseigner sur Internet. L'idéal pour l'eau de boisson est l'eau embouteillée en verre. Pour le plastique, outre les aspects déjà évoqués, le fait qu'il puisse y avoir des interactions entre le contenant et le contenu, se pose le problème environnemental : que faire de tous ces déchets plastique imparfaitement recyclés qui jonchent les fonds marins ? Le verre a néanmoins l'inconvénient d'avoir un coût carbone plus élevé que le plastique et les bouteilles sont lourdes à transporter. Sur le plan pratique, à l'heure actuelle, on peut considérer que l'eau du robinet a de multiples avantages. Aucune étude à ce jour n'a formellement démontré qu'elle pouvait entraîner de maladies, en dehors d'infections sporadiques possibles (le risque microbiologique jamais totalement maîtrisé). Quant aux éléments chimiques suspects véhiculés par l'eau, certains ont régressé, comme le plomb. Bien sûr, il existe une disparité sur le territoire français concernant la concentration, l'épuration et le traitement des eaux et de ses composés chimiques indésirables, notamment en fonction des saisons et des activités agricoles.

Pour votre santé et la planète, en termes de bénéfice/risque, **la balance penche en faveur de l'eau du robinet** plutôt que des eaux embouteillées en plastique. Pour autant, des progrès restent à faire rapidement par les pouvoirs publics :

– arrêt de l'utilisation de sel d'aluminium pour la floculation ;

– moins de résidus de médicaments, notamment par une meilleure maîtrise des effluents liquides des cliniques et hôpitaux, grands pourvoyeurs de contaminations localisées ;
– limitation drastique de l'usage des pesticides et développement d'une agriculture plus respectueuse de l'environnement comme le bio.

Les pouvoirs publics ont pris une initiative positive, puisque vous pouvez connaître la qualité de l'eau de votre commune – avec les limites que nous avons exposées – sur le site : www.eaupotable.sante.gouv.fr. et sur les relevés accompagnant vos factures. Pour les eaux embouteillées, même si les marques suivent leurs eaux de près sur les plans chimiques et bactériologiques, l'étiquetage et leurs sites Internet donnent encore insuffisamment de renseignements.

5

AIR INTÉRIEUR
Habitat, jouets, nettoyage, bricolage : ce que vous pouvez faire

Un état des lieux préoccupant

La concentration des polluants est de plus en plus importante dans les habitations et altère principalement la qualité de l'air intérieur. Le terme d'« air intérieur » est utilisé pour le logement des particuliers aussi bien que pour les lieux publics de travail, tels les bureaux, ou de loisir (cinémas, gymnases...), les crèches, les écoles et les centres de soins. Le terme est employé par opposition à l'air extérieur, celui de la rue ou des champs. Dans ce chapitre, nous nous proposons de déterminer les types de polluants susceptibles d'être présents dans votre domicile et la façon de les éviter. Ce problème est de plus en plus aigu du fait de la multiplication de l'usage des produits d'entretien, de nettoyage, de bricolage et de l'amélioration de l'isolation des maisons qui majorent leur concentration. Les divers solvants que contiennent ces produits sont à l'origine de nombreux maux, comme les allergies, les irritations des bronches ou de la peau, mais peuvent aussi, de façon plus sournoise, provoquer des maux de tête et des troubles digestifs. Certains produits sont également suspectés de favoriser l'apparition de maladies métaboliques, voire de cancers. Le danger varie selon la fréquence et la durée d'exposition, et surtout le moment d'exposition de la vie (période fœtale, jeune enfance, âge adulte, maladie). Il faut savoir que les paramètres permettant de définir précisément les doses toxiques sont souvent difficiles à fixer. Il est préférable de prendre des mesures de prévention afin d'éviter de s'exposer à de fortes pollutions. Il faut bien sûr avant tout aérer les habitations, vérifier le système de ventilation[1], mais ces mesures basiques sont de simples précautions permettant seulement d'abaisser le niveau de pollution. Pour limiter l'exposition aux composés chimiques, le véritable enjeu consiste à réduire les sources de pollution en choisissant mieux ses produits d'entretien et en cherchant des alternatives aux produits chimiques de synthèse. La majorité des personnes passe plus de 80 % du temps dans des lieux fermés, que ce soit dans leur habitation ou sur leur lieu de travail, où les composés chimiques volatils sont très nombreux.

Hiérarchiser le risque

Monoxyde de carbone et tabagisme

Le monoxyde de carbone compte parmi un des polluants majeurs, le mieux connu. Il est en grande partie causé par les installations domestiques défectueuses, notamment les chaudières et les chauffages d'appoint au gaz, qui, s'ils sont mal réglés, peuvent engendrer des intoxications par asphyxie au monoxyde de carbone (environ 5 000 par an en France, dont une centaine mortelles !). Les maux de tête soudains, une fatigue anormale, des vertiges, des nau-

1. Notamment la ventilation mécanique contrôlée (VMC), obligatoire dans les logements neufs construits depuis 1970.

sées sont les premiers signes qui doivent immédiatement alerter. Il faut toujours vérifier le bon fonctionnement des appareils et assurer une bonne ventilation de la pièce.
Quant à la fumée de tabac liée au tabagisme, il s'agit d'un polluant contenant un nombre insensé de composés néfastes comme l'ammoniaque, le cadmium, le plomb, et même des produits radioactifs comme le radium et le polonium. La liste est impressionnante. Dans ce cas, la prévention consiste simplement à mettre en place une stratégie pour arrêter de fumer au plus vite. Il existe de multiples centres qui prennent en charge le tabagisme, comme Tabac info service. Des techniques adaptées à chacun existent.
La liste des méfaits causés par le tabac est longue :
– **Cancers**, pas seulement du poumon, mais aussi de la vessie et, chez les femmes, du sein et du col de l'utérus. Il faut distinguer d'une part les cancers causés au contact direct avec la fumée (bouche, langue, pharynx) et, d'autre part, ceux liés aux composés cancérogènes qui diffusent dans l'organisme. Les goudrons libérés (benzopyrènes, anthracènes) font partie des éléments favorisant fortement l'apparition des cancers. Il ne faut pas oublier le risque de cancer par simple exposition subie au tabac, qu'on appelle tabagisme passif[1], et qui est extrêmement préoccupant. On estime qu'il augmente de 25 % le risque de développer un cancer.
– **Infarctus**. Le risque cardio-vasculaire est lié à de multiples composés ayant une action directement toxique, mais aussi à la fumée et à ses composants qui, réduisant l'oxygénation du cœur, constituent une menace.
– **Troubles respiratoires**. Comme pour le risque cardio-vasculaire, c'est le manque d'oxygène qui, associé à différentes substances (notamment les goudrons) « encrassant » les poumons, favorise l'apparition de

1. Le tabagisme passif est aussi incriminé dans la mort subite des nourrissons.

maladies respiratoires, de cancers du poumon, de bronchites chroniques, et exacerbe les asthmes.
Si le tabac est hiérarchiquement certainement un des principaux polluants, tout le monde ne fume pas, et il ne faut pas oublier tous les autres polluants dans les habitations et sur les lieux de travail. Voici une revue qui vous permettra d'agir.

Formaldéhydes et autres composés organiques volatils (COV)

Difficile d'imaginer spontanément le nombre de produits courants pouvant contenir des composés chimiques indésirables volatils à température ambiante, appelés COV pour composés organiques volatils. On compte parmi eux des solvants, des liants pour homogénéiser les produits, des conservateurs, etc. Leurs émanations proviennent notamment :
– de matériaux de construction et de rénovation divers,
– de meubles neufs, notamment en aggloméré,
– de produits de bricolage (peintures, vernis) et de produits ménagers d'entretien,
– de revêtements de sol,
– de désodorisants d'atmosphère comme les diffuseurs d'arômes type aérosols et également, ce qui peut surprendre, de bâtons d'encens et bougies parfumées couramment utilisés pour chasser les mauvaises odeurs d'une manière qu'on croit naturelle !
La liste n'est bien sûr pas exhaustive. Glycols, cétones, esters de lactones, furanes, aldéhydes dont le formaldéhyde (le plus connu d'entre eux), tous ces noms que vous ne connaissez pas forcément envahissent votre quotidien à votre insu. L'agence sanitaire fait le constat

suivant : « La campagne de mesures dans les logements a montré que 10 % des logements français peuvent être qualifiés de "multipollués" (3 à 8 des composés recherchés sont présents à de fortes concentrations), 15 % des logements sont "pollués" (1 à 2 composés présents à de fortes concentrations), 30 % des logements sont "légèrement pollués" (4 à 7 composés présents à des concentrations supérieures aux médianes de l'ensemble des logements) et 45 % des logements sont "peu pollués" (l'ensemble des composés étant présents à des concentrations inférieures aux médianes de l'ensemble des logements). Les principaux composés identifiés dans les logements français sont le formaldéhyde, l'hexaldéhyde, le toluène et l'acétaldéhyde. »

Le formaldéhyde

Le formaldéhyde est le composé organique apparenté à la famille des COV qu'on rencontre le plus communément. La valeur guide à ne pas dépasser a été fixée en 2009 à 30 µg/m^3 d'air dans les habitations[1]. Le consensus scientifique se fait néanmoins autour de 10 µg/m^3, plafond en dessous duquel on considère qu'il n'y a pas d'effets sur la santé. Malheureusement, cette estimation ne tient pas compte des effets cumulatifs des différents produits présents dans l'air ambiant.
Toutefois, si l'on se base sur cette valeur de 10 µg/m^3, les foyers français pourraient paraître assez bien placés en Europe, selon une enquête de *60 millions de consommateurs*[2].

1. Valeur guide fixée par le Haut conseil de la santé publique pour juger si un bâtiment est de « bonne qualité ».
2. *60 millions de consommateurs*, n° 447, mars 2010.

Teneur en formaldéhyde des habitations testées

	Moyenne en microgramme (µg)	% de foyers dépassant les 20 µg/m³
Grèce	7,9	29 %
Allemagne	5,9	20 %
France	2,5	6 %
Pays-Bas	1,7	0

Malheureusement, cette analyse a ses limites, d'une part en raison du faible nombre de participants, (quelques dizaines), d'autre part pour des questions de représentativité de l'échantillon : recrutées sur Internet sur la base du volontariat, les personnes acceptant ce genre d'études sont généralement motivées et déjà sensibilisées. Aussi les résultats se trouvent-ils, selon la revue, « bien en deçà des concentrations relevées habituellement dans les logements, souvent dix fois plus élevées ». Le formaldéhyde n'est pas un produit anodin. Ses effets ont surtout été étudiés en milieu professionnel, où il est utilisé notamment en solution aqueuse (le formol). Il est irritant et peut provoquer des allergies respiratoires parfois handicapantes et des eczémas. À plus long terme, toujours en milieu professionnel, le formaldéhyde est identifié comme participant à l'apparition de cancers du carrefour bucco-laryngé (l'arrière-gorge), parfois même à des leucémies. Son usage professionnel est réglementé mais, même si le degré de concentration rencontré est actuellement moindre, il est indispensable d'être prudent partout, surtout dans les chambres des enfants : mieux vaut choisir des peintures, colles, etc., avec des écolabels ; il faut également s'orienter vers des produits le plus « faiblement émissifs », c'est-à-dire qui libèrent le moins de composés volatils. Comment faire ? Demandez aux artisans qui peuvent être amenés à s'occuper de vos travaux de bien choisir leurs produits et, si vous bricolez vous-même, adressez-vous aux vendeurs des magasins pour qu'ils vous conseillent. En effet, si l'étiquetage des produits de construction s'est amélioré, les informations fournies restent souvent impénétrables et, en outre, parfois incomplètes, notamment pour les produits d'entretien ou sur les meubles neufs, où la nature exacte des solvants utilisés et des traitements appliqués ne figure pas. Si le vendeur n'est pas capable de vous donner les informations nécessaires, abstenez-vous d'acheter et, d'une manière générale, orientez-vous vers des objets et produits dont les labels offrent une certaine garantie, en particulier **NF Environnement** et **Écolabel européen**.

Parmi les composés organiques volatils : les solvants

Les solvants, comme les xylènes, sont incorporés dans une multitude de produits aussi bien de bricolage que ceux utilisés pour la fabrication des parfums artificiels pour désodoriser, des résines de synthèse, des insecticides, des plastifiants et... des explosifs[1] ! Tous les solvants de cette catégorie sont source de préoccupation pour la santé, notamment pour l'embryon humain lorsque la mère enceinte respire des vapeurs chargées de ces composés. Il existe de très nombreux autres composés organiques volatils comme le benzène et le toluène. Si vous voulez vous attarder un peu sur les mécanismes de toxicité, le benzène est un bon exemple, que nous analysons ci-après.

1. *Toxicologie industrielle, op. cit.*, 2007.

Les effets négatifs des solvants sur la santé sont de plus en plus clairement identifiés, même s'il reste à approfondir les taux à partir desquels de réels dangers peuvent apparaître (des valeurs guides de qualité de l'air intérieur ont été émises par l'agence sanitaire). Pour cela, il vaudrait mieux prendre en compte des effets combinés entre les différentes molécules. Les solvants peuvent être irritants pour la peau, les muqueuses, et provoquer des maux de tête ; ils sont également suspectés de pouvoir induire des troubles de la fertilité et des cancers. Une partie de la population est en plus dite « hypersensible » à tous ces produits, peut-être jusqu'à 5 %, soit tout de même environ 3 millions de personnes ! En France, on parle d'« intolérance environnementale idiopathique ». Notre expérience personnelle, par le biais de la direction de l'unité de médecine environnementale créée à la clinique du Parc (Castelnau-le-Lez, dans l'Hérault), confirme l'existence de ces troubles, bien que leurs mécanismes d'action soient encore imparfaitement élucidés, avec l'absence a priori de « marqueurs biologiques » (au contraire des vraies allergies). Dans la réalité des consultations, on s'aperçoit que les personnes sensibles connaissent une majoration du fonctionnement de leur système neurovégétatif, avec souvent des fonds migraineux et des aversions bien identifiées aux odeurs pouvant aller jusqu'à de réelles lésions avec des zones cérébrales moins vascularisées. Dans d'autres cas, c'est une chimiothérapie contre le cancer qui aura pu laisser des traces, beaucoup des produits utilisés étant neurotoxiques. Il est frappant de voir de nombreux médecins classer à tort les personnes porteuses de ces symptômes non spécifiques dans la catégorie de ceux ayant des « troubles psychiques », surtout certains

médecins du travail encore insuffisamment sensibilisés à ces troubles et maladies émergents !
L'essentiel de la documentation sur les effets des composés organiques volatils, nous l'avons dit, concerne pour l'instant surtout les expositions professionnelles. Il est pourtant légitime de poser la question des moyens de mesurer, dans son propre habitat, les taux de ces composés organiques, et notamment ceux du formaldéhyde. En théorie, puisqu'on peut, à titre d'étude, le réaliser sans difficulté, il serait tout à fait envisageable de généraliser ces mesures. À l'aide de cartouches absorbantes sur lesquelles les molécules de COV s'accrochent, par une technique de laboratoire (la chromatographie), la présence et la concentration des composés organiques volatils peuvent être facilement détectées. Si ces mesures sont à l'heure actuelles loin d'être courantes, on pourrait envisager qu'elles soient généralisées dans un avenir proche, avec des capteurs adaptés, surtout pour les personnes présentant des symptômes d'hypersensibilité et des troubles respiratoires. Il est néanmoins indispensable qu'il existe une volonté des pouvoirs publics de mettre en place de tels contrôles – mais alors, attention aux arnaques ! Seuls les détecteurs clairement homologués seront à utiliser.

Composés organiques semi-volatils

Il existe aussi un grand nombre d'autres composés organiques parfois moins volatils mais qui s'évaporent néanmoins dans les habitations et dont il ne faut absolument pas négliger l'impact. Heureusement, un laboratoire officiel comme le CSTB (centre scientifique et technique du bâtiment) se préoccupe de la réduction des émissions de volatils.

Les pesticides

Les pesticides domestiques s'insinuent largement dans les habitations sans que les occupants s'en doutent. Ils sont utilisés contre les fourmis, les mites, les moustiques, mais aussi les puces des animaux. Il faut bien garder à l'esprit que ces colliers et shampooings antipuces sont d'importantes sources d'exposition aux pesticides, notamment pour les enfants. L'un de leurs composés, le propoxur, a été interdit il y a peu à cause de sa dangerosité. Or il est toujours présent dans nombre d'habitations selon une enquête de *Que choisir* (avril 2012), du fait de son caractère persistant. L'exposition aux pesticides dans les maisons est amplifiée en cas de traitement des poutres contre les termites, les charançons, les capricornes. Sans parler de tous les produits utilisés contre les cafards, dont la plupart sont loin d'être anodins. Il ne s'agit pas, bien sûr, de renoncer à tout traitement, mais bien de le faire avec plus de conscience (de simples boîtes peuvent piéger les nuisibles) et au bon moment. Une bonne hygiène dans votre maison et avec vos animaux permettra de limiter grandement l'usage de ces produits. Sachez qu'il existe toujours des alternatives naturelles. Par exemple, le sel dispersé le long du trajet des fourmis les éloigne (certains utilisent aussi du marc de café, voire des piments rouges !). Quant aux moustiques, les pièges traditionnels confectionnés avec un peu d'eau, de sucre chauffé et de levure de boulanger mis au fond d'une bouteille permettent de les engluer. Encore plus simple est l'utilisation d'huiles essentielles naturelles citronnées en l'absence de réaction à ces produits. Dans tous les cas, il est préférable d'éviter les produits antimoustiques commerciaux ou faussement naturels comme certains encens pouvant contenir des produits de synthèse et des pesticides. Quant aux appareils envoyant des ultrasons, la preuve de leur efficacité est encore attendue ! Comme toujours, il ne faut pas confondre publicité et preuve scientifique. Tous ces petits moyens sont à tester, et ils ont tous assurément une certaine efficacité. D'ailleurs, votre grand-mère en connaissait peut-être d'autres...

Les molécules des plastiques (plastifiants)

Les phtalates des plastiques nous envahissent. Utilisés pour assouplir les plastiques PVC, on les trouve presque partout, notamment dans les jouets et les tapis des enfants. Il en existe différents types. Les substances les plus préoccupantes ont été interdites ; d'autres devraient rejoindre la liste prochainement, du moins souhaitons-le. La réelle protection de nos enfants est à ce prix. La priorité absolue est en effet de renforcer la vigilance sur les produits susceptibles de se trouver en contact direct avec la bouche des enfants.

Les produits ignifugés

En vue de limiter le risque d'incendie, des produits ignifugés, antifeu, sont incorporés aux objets et aux meubles, ou les recouvrent sous forme de revêtement. Pour beaucoup, ce sont des polybromés, considérés comme des perturbateurs endocriniens (p. 277). Ces retardateurs de flamme sont omniprésents dans les tissus d'ameublement mais aussi dans les coques des appareils d'usage courant comme les téléviseurs et les ordinateurs. Ceux-ci, en chauffant lors d'usage prolongé, émettent des composés volatils dans l'air[1]. Même s'ils sont considérés comme modérément émissifs (les molécules restent en grande partie emprisonnées dans la masse des boîtiers d'ordinateur et de télévision), la vigilance s'impose. On ne peut y échapper totalement mais choisissez des meubles et tissus le moins traités possible et, lorsqu'ils sont neufs, pourquoi ne les laisseriez-vous pas pendant quelques mois dans votre garage en aérant régulièrement ?

Les produits d'hygiène

Inutile de transformer votre habitation en hôpital en recherchant la « super » hygiène et en luttant à tout prix contre toutes les bactéries. Par exemple, le triclosan, produit phare de cette décennie présent dans divers produits d'entretien ménager visant à limiter le développement des bactéries – et pour lequel des alternatives existent – est loin d'être anodin. On le retrouve dans une multitude de produits, des savons liquides aux équipements sanitaires divers et dans bien d'autres produits ménagers et de soin du corps. Or, divers éléments scientifiques s'accordent pour le désigner comme un perturbateur endocrinien dont il faut se méfier. Certains industriels ont heureusement pris la mesure des différentes alertes.

1. Heureusement, des analyses, commandées notamment par l'association *Que Choisir* en 2012, indiquent que « les retardateurs de flamme bromés sembleraient peu présents. C'est un soulagement compte tenu de leur toxicité ».

Tous les produits bactéricides sont d'un intérêt très limité car ils ne sont pas aussi efficaces qu'on le croit sur le moyen terme. En outre, ils peuvent provoquer l'apparition et la prolifération de souches leur résistant, même en cas d'usage modéré. Le mécanisme est proche de celui observé par l'usage excessif et inapproprié des antibiotiques. Dernier point, ces produits ne protègent pas contre tous les micro-organismes, notamment les virus.
Les alternatives aux produits bactéricides sont nombreuses : en premier lieu le vinaigre blanc et le bicarbonate de soude. Il existe aussi de nombreux produits écolabellisés. Ne pensez surtout pas que ces produits sont moins efficaces. Ils sont certes moins détergents, mais, au long cours, ils sont efficaces et bien moins dangereux.

Les produits de combustion

Comme chauffage d'appoint ou d'ambiance, le bois est brûlé dans les cheminées l'hiver. Toute combustion entraîne la formation de divers composés, notamment de dioxine et d'hydrocarbures aromatiques polycycliques (HAP). La concentration en produits toxiques augmente considérablement si le bois a été traité. Aussi est-il indispensable d'avoir une aération et une ventilation suffisantes des pièces et de bien connaître l'origine des bois utilisés. D'autres sources de combustion à problème existent, comme le fait de brûler dans son jardin des détritus. Au-delà des simples branches et feuilles mortes, qui peuvent d'ailleurs avoir été traitées par différents produits chimiques, des déchets de plas-

tique et de papier sont la source d'émissions de toxiques importantes. Une réglementation précise a été définie[1].
Cela dit, il ne faut pas omettre le fait que les principaux produits de combustion posant problème au niveau des habitations proviennent de la cuisson inadaptée des aliments. Ainsi, les fritures entraînent la formation de diverses substances dont l'acroléine : lorsque est dépassé le point de combustion critique, les acides gras se décomposent sous l'action de la chaleur. Celui-ci est vite atteint, par exemple quand on chauffe le beurre, et se manifeste par l'apparition d'une fumée noirâtre particulièrement toxique. Pour les produits sucrés (tous les hydrates de carbone) se forme de l'acrylamide, classée comme un cancérogène probable, apparaissant dès que la température de cuisson est supérieure à 120 °C. Les parties grasses des viandes voient se former des HAP, particulièrement lorsque la température est supérieure à 200 °C. Parmi les HAP toxiques, il y a le benzo(a)pyrène, classé comme cancérogène possible.
La règle absolue est de **ne pas faire brûler les aliments et de privilégier les cuissons douces et lentes**. Les fritures doivent demeurer exceptionnelles, et le gril lui-

1. Article L 541-2 du code de l'environnement : Toute personne qui produit ou détient des déchets dans des conditions de nature à produire des effets nocifs sur le sol, la flore et la faune, à dégrader les sites ou les paysages, à polluer l'air ou les eaux, à engendrer des bruits et des odeurs et, d'une façon générale, à porter atteinte à la santé de l'homme et à l'environnement, est tenue d'en assurer ou d'en faire assurer l'élimination conformément aux dispositions du présent chapitre, dans des conditions propres à éviter lesdits effets. L'élimination des déchets comporte les opérations de collecte, transport, stockage, tri et traitement nécessaires à la récupération des éléments et matériaux réutilisables ou de l'énergie, ainsi qu'au dépôt ou au rejet dans le milieu naturel de tous autres produits dans des conditions propres à éviter les nuisances mentionnées à l'alinéa précédent (source : legifrance.gouv.fr).

même doit être modérément utilisé, surtout pour les viandes grasses et sous la forme de barbecue.

Dans la voiture

L'air intérieur comprend aussi celui des voitures, dans lesquelles la plupart d'entre nous passent un temps non négligeable. Qu'y trouve-t-on ? Des polychlorures de vinyle, de multiples composés organiques volatils et les produits ignifugés retardateurs de flamme dont nous venons de parler. Ils sont présents partout, sur le tableau de bord, les sièges, les accoudoirs, le volant. La climatisation des véhicules aussi est suspecte, surtout lors de sa mise en route, puisqu'on commence par inhaler des bouffées de particules (notamment de plastique). En fait, le moyen le plus simple pour éviter l'exposition à des composés volatils ignifugés serait tout simplement d'acheter des véhicules d'occasion !
L'Institut Ecology Center a analysé la présence de ces différents produits dans les véhicules neufs et les a classés par ordre décroissant de concentration. Depuis la publication de cette liste en 2012[1], les constructeurs ont pu prendre des mesures. Ils ont pris conscience de la mauvaise publicité qu'entraînaient ces analyses et nul doute qu'ils cherchent depuis à y remédier.
La voiture est une source majeure de pollution pour la planète, avec les émissions de CO_2, de particules liées au diesel et au moteur essence, et d'oxydes d'azote, qui engendrent de multiples maladies. Le débat a été relancé en juin 2012, lorsque le Centre international de

1. À retrouver sur le site : http://amog.com/health/153510-buy-10-toxic-cars/ Également le site américain : http://www.healthystuff.org

recherche sur le cancer, agence spécialisée de l'OMS, a enfin indiqué qu'il existait un lien direct entre développement de l'usage des moteurs diesel et celui des cancers du poumon. Bien sûr, les filtres des véhicules se sont progressivement améliorés et retiennent mieux les particules mais on considère qu'il y a chaque année en France 25 000 morts prématurées par cancer du poumon directement liées au diesel. Parallèlement, il a été envisagé d'expérimenter des zones urbaines interdites aux véhicules les plus polluants, mais la complexité d'une telle mesure et son caractère discriminatoire (les véhicules les plus anciens, les moins chers, sont les plus polluants) a freiné les projets. La question a aussi été posée de savoir s'il ne fallait pas tout simplement interdire les voitures à moteur diesel dans les centres-villes, comme l'ont proposé certains hommes politiques. Regardons-y de plus près : le moteur diesel est critiqué de longue date pour ses émissions de fumées noires. Il s'est amélioré au fil des années par sa conception, les filtres à particules (FAP), le carburant lui-même (réduction du soufre), etc. Cependant, ce type de moteur conserve certains inconvénients, il marche « à l'air » et rejette donc de grandes quantités d'oxyde d'azote (NO_2). Des études récentes ont confirmé les effets cancérogènes des particules émises par les moteurs diesel. Mais, comme le fait remarquer le chimiste Bernard Petit, il ne faut pas croire pour autant que le moteur à essence soit plus propre. L'essence est très volatile, s'évapore lors du remplissage des réservoirs, diffuse au travers des canalisations plastique des véhicules, contient des dérivés benzéniques peu recommandables, émet aussi des particules, tout en donnant un rendement inférieur à celui du diesel. Certes, les particules émises par le moteur à essence sont quantitativement moindres que celles du diesel, mais elles ont l'inconvénient majeur d'être beaucoup plus fines et donc d'aller beaucoup plus loin dans les alvéoles pulmonaires, se rapprochant ainsi de la problématique des nanoparticules. Les moteurs dits hybrides ne sont pas non plus à l'abri de critiques du fait des émissions de particules ultrafines, principalement en phase de redémarrage. Les deux types de motorisation, essence et diesel, ont des caractéristiques de pollution différentes.

Match diesel-essence
(selon les quantités de polluants émises)

Polluants	Diesel	Essence
Quantité particules	+	–
Particules ultrafines (< 50 nm)	–	+
Oxyde d'azote (NO_2)	+	–
CO et CO_2	–	+
HAP	–	+
Dérivés benzéniques	–	+

Sources : ADEME, CITEPA, université de Bruxelles, 2005.

Il n'y a donc pas de vainqueur. D'un côté, le diesel, fortement émissif de particules, et de l'autre, l'essence, avec une consommation plus forte de carburant et des rejets de dérivés benzéniques inquiétants ainsi que de particules très fines. Il faut donc faire attention aux discours simplistes de certains politiques.

Individuellement, les moyens demeurent limités, si ce n'est de prendre le plus souvent possible son vélo, les transports en commun et de pratiquer le covoiturage. Le coût des carburants renforce le sens de ces démarches mais l'organisation sociale de la vie en Europe et dans le monde s'est faite et continue de tourner autour de la voiture qui reste un marqueur social de réussite. À l'échelle de la civilisation occidentale et de l'humanité, il s'agit d'une catastrophe absolue au vu des multiples maladies engendrées directement ou indirectement (notamment par le mode de vie sédentaire) et bien sûr aux accidents de la route, qu'ils soient mortels ou laissant des handicaps à vie.

Les précautions, les solutions

On considère que la pollution de l'air tue prématurément 40 000 personnes en France et 400 000 en Europe[1]. Pourtant, rien ne sert d'être fataliste : vous pouvez prendre des mesures individuelles pour vous protéger (voir le guide en fin d'ouvrage, p. 290).

Dans la maison, trois produits phares suffisent. Bien sûr, ils sont en partie moins efficaces que certains détergents, mais ils vous éviteront bien des expositions chimiques inutiles, et des effets indésirables pour vous et la planète.

– Le vinaigre blanc : un nettoyant ménager de premier ordre, un dégraissant, un assouplissant pour les lessives.
– Le citron : un désodorisant, mais aussi un détachant.
– Le bicarbonate de soude : d'une part, associé aux deux autres produits, il renforce leur action, d'autre part, il est utilisable pour de multiples usages de façon presque plus simple que le vinaigre blanc pour nettoyer la maison, le four, la plaque chauffante, faire briller la vaisselle et les verres, nettoyer les vitres, le carrelage. Le bicarbonate est un abrasif doux qui nettoie, a une

1. Rapport Ecod 2012–Aphakoun 2011.

action anticalcaire, est antiacide et désodorise en neutralisant les mauvaises odeurs. En outre, saupoudré sur les moquettes, tapis, matelas, puis brossé, il participe à éliminer les moisissures et acariens.
– Le sel : il peut aussi être employé par exemple pour réduire l'impact des taches de vin sur les nappes ; associé au citron, pour enlever la rouille et, dans le jardin, pour faire fuir limaces et chenilles, si vous n'utilisez pas de cendres au pied des plantes. On peut aussi l'utiliser contre les fourmis, à mettre le long de leur trajet.
– Certaines plantes : même si le niveau de preuve des vertus de ces plantes contre la pollution est faible sur le plan scientifique, car on manque encore d'études, il est de plus en plus démontré que toutes les plantes absorbent de nombreuses particules de l'air. On ne peut qu'inciter à en avoir chez soi, tout en se méfiant de la dimension toxique de certaines d'entre elles, surtout si vous avez des enfants.
– Terre de Sommières : dégraissant efficace de type nettoyage à sec naturel (saupoudrer et ensuite brosser).

Les textiles de la maison

Les antitaches (avec éléments perfluorés), les composés ignifugés antifeu (avec éléments polybromés), le triclosan (p. 214) sont des perturbateurs endocriniens que l'on peut trouver jusque dans son lit ! Ils peuvent soit avoir été incorporés au moment de la fabrication, et sont en partie emprisonnés, soit avoir été appliqués en fin de fabrication, ce qui augmente fortement le degré de migration. L'information étant inexistante, il convient d'être vigilant (les composés ignifugés de type phosphorés ont l'intérêt d'être liés aux fibres). Le principe est de trouver des produits sans perfluorés, sans polybromés, mais aussi sans polyester, ni traitement antimites et antiacariens. L'idéal étant la présence de soie (antiacariens naturel et assez efficace contre les bactéries). Les substances moins inflammables, donc a priori moins traitées, sont la laine et la soie.

Les jouets des enfants

Les jouets sont malheureusement, pour certains, toxiques. Il faut d'emblée préciser qu'ils ne bénéficient pas de la même réglementation que d'autres produits : les perturbateurs endocriniens n'y sont pas analysés en tant que tels, alors qu'ils le sont dans les pesticides ! Néanmoins, face à la mobilisation, notamment d'associations comme le Women in Europe for a Common Future (WECF), de nouvelles directives de sécurité vont être émises à la mi-2013, et un certain nombre de mesures ont été prises contre des substances cancérogènes, mutagènes reprotoxiques (notamment certains phtalates), et contre différents produits allergisants.

☞ POUR EN SAVOIR PLUS

Les solvants organiques ne sont jamais inoffensifs

Selon l'Institut national de recherche et de sécurité (Inrs), aucun solvant organique n'est inoffensif. Les solvants organiques sont des hydrocarbures – des molécules formées d'atomes de carbone et d'hydrogène. Ils sont pour beaucoup classifiés comme des composés CMR : des

composés cancérogènes, mutagènes ou reprotoxiques. Ils peuvent aussi conduire à des affections du cœur, des reins, du sang, des poumons, du foie, selon le degré d'exposition.
Les huit principales familles de solvants, auxquelles s'ajoutent quelques solvants particuliers, sont :
– Hydrocarbures aromatiques : benzène, toluène, xylènes, cumène...
– Solvants pétroliers (hors hydrocarbures aromatiques) : alcanes, alcènes...
– Alcools : méthanol, éthanol, glycols...
– Cétones : acétone, méthyléthylcétone...
– Esters : acétates, agrosolvants...
– Éthers : éther éthylique, THF, dioxane...
– Éther de glycol
– Hydrocarbures halogénés : chlorés, bromés ou fluorés
– Solvants particuliers : amines, amides, terpènes...
Tous les solvants servent principalement comme :
– Dégraissants : nettoyage des métaux, des textiles
– Additifs et diluants : peintures, vernis, encres, colles, pesticides
– Décapants : élimination des peintures, vernis, colles
– Purifiants et extractants : produits alimentaires, parfums, médicaments.

Air extérieur

Involontairement, nous polluons beaucoup l'air intérieur avec des produits qui sont néanmoins autorisés, mais il est possible d'agir à l'échelle individuelle, comme nous venons de le voir. Mais que penser de l'air extérieur, pollué par l'industrie et les transports routiers ?

Au-delà de l'oxyde d'azote (NOx), des composés organiques volatils, on trouve des particules en suspension dans l'air. La plupart sont issues de l'industrie et du trafic routier. On peut les classer en trois catégories selon l'OMS :

Microparticules (PM)	Caractéristiques
PM 10 (diamètre inférieur à 10 µm)	Ce sont les particules les plus volumineuses dont l'impact sanitaire est le moins important, elles restent généralement dans les voies dites aériennes supérieures, nez-gorge-larynx.
PM 2,5 (diamètre entre 2,5 et 0,1 µm)	De la taille d'une bactérie, elles pénètrent jusqu'aux alvéoles du poumon, les moteurs diesels sont d'importants pourvoyeurs de ce type de particules.
PUF (particule ultrafine diamètre inférieur à 0,1 µm)	Elles représentent les particules les plus fines pouvant diffuser dans tout l'organisme. De l'ordre du nanomètre, elles sont amenées à croître du fait des nanotechnologies et de la diffusion des nanoparticules industrielles dans l'atmosphère. Sont également émises par différents types de moteurs.

La combustion des véhicules à moteur, de diverses matières issues de l'industrie, du chauffage induisent donc un nombre important de composés dans l'atmosphère. Toutefois, les composés organiques volatils présents dans l'air extérieur et intérieur sont à 36 % dus à l'industrie et à 37 % liés à la pollution intérieure. Des normes ont été définies par l'Anse. On estime à 12 millions le nombre de Français soumis à des concentrations de particules fines supérieures à la limite autorisée. Les moteurs diesels – la France est la championne du monde de la diésélisation – seraient en grande partie responsables de cette situation, puisqu'ils rejettent plus de particules que les moteurs à essence.

Dans la pollution atmosphérique et parfois d'intérieur il ne faut pas omettre non plus de citer le perchloroéthylène des pressings. Selon le Réseau Environnement Santé, « on peut estimer que 100 000 à 200 000 personnes sont exposées en France aux vapeurs de perchloroéthylène dans les centres commerciaux et les appartements jouxtant une installation de nettoyage à sec. Aucune mesure concrète n'est prise pour assurer une protection immédiate de tous les riverains et employés de pressings. Il n'existe en effet aucun bâtiment actuel capable d'empêcher la propagation des émanations de perchloroéthylène ». Si des mesures ont été prises dans les pressings récemment ouverts, les anciens utilisant ce type de nettoyage à sec sont encore tolérés pour plusieurs années, aux dépens de la santé des personnes exposées.

La Commission européenne a publié des « valeurs guides de qualité d'air intérieur » (VGAI) pour six substances identifiées comme prioritaires : formaldéhyde, monoxyde de carbone, benzène, naphtalène, tétrachloroéthylène, trichloroéthylène. Le tableau ci-dessous récapitule les valeurs guides (certaines sont déjà un peu anciennes) publiées à ce jour.

Substances	VGAI proposées		Année de parution
Formaldéhyde	VGAI court terme : pour une exposition de 2 heures	50 µg.m^{-3}	2007
	VGAI long terme : pour une exposition > 1 an	10 µg.m^{-3}	
Monoxyde de carbone (CO)	VGAI court terme		2007
	– Pour une exposition de 8 heures	10 mg.m^{-3}	
	– Pour une exposition de 1 heure	30 mg.m^{-3}	
	– Pour une exposition de 30 minutes	60 mg.m^{-3}	
	– Pour une exposition de 15 minutes	100 mg.m^{-3}	
Benzène	VGAI court terme : pour une exposition de 1 à 14 jours	30 µg.m^{-3}	2008
	VGAI intermédiaire : pour une exposition de 14 jours à 1 an	20 µg.m^{-3}	
	VGAI long terme : pour une exposition > 1 an	10 µg.m^{-3}	
	VGAI long terme : pour une exposition vie entière correspondant à un niveau de risque de 10^{-6}	0,2 µg.m^{-3}	
	VGAI long terme : pour une exposition vie entière correspondant à un niveau de risque 10^{-5}	2 µg.m^{-3}	
Naphtalène	VGAI long terme : pour une exposition > 1 an	10 µg.m^{-3}	2009
Trichloroéthylène	VGAI intermédiaire : pour une exposition de 14 jours à 1 an	800 µg.m^{-3}	2009
	VGAI long terme : pour une exposition vie entière correspondant à un niveau de risque de 10^{-6}	2 µg.m^{-3}	
	VGAI long terme : pour une exposition vie entière correspondant à un niveau de risque 10^{-5}	20 µg.m^{-3}	
Tétrachloroéthylène	VGAI court terme : pour une exposition de 1 à 14 jours	1380 µg.m^{-3}	2010
	VGAI long terme : pour une exposition > 1 an	250 µg.m^{-3}	
Particules ($PM_{2,5}$ et PM_{10})	Pas de VGAI proposées		2010
Acide cyanhydrique	Pas de VGAI proposées		2011

* Des informations sont également données sur les sites : securiteconso.org ; inpes.sante.fr ; sante.gouv.fr ; interieur.gouv.fr
Source : Anses

Les effets des composés organiques volatils : l'exemple du benzène

Le benzène est un composé qui pénètre dans l'organisme facilement par inhalation, mais la voie cutanée ne doit pas être négligée comme source de contamination. Il se répand ensuite dans tout l'organisme mais se localise rapidement dans le système nerveux central, essentiellement le cerveau, ce qui peut entraîner des maux de tête puis, à plus long terme et en fonction des doses, un état narcotique d'endormissement. Lors de leur passage dans le foie, les enzymes de métabolisation vont l'oxyder en phénol (hydroxybenzène), peu hydrosoluble. Si vous commencez à vous familiariser avec les aspects chimiques, il est intéressant de chercher à comprendre comment, à long terme, le benzène, même à très faible dose (quelques parties par millions dans l'atmosphère), peut chez certaines personnes aboutir à un cancer du sang (leucémie). Lors du passage du benzène au phénol par l'addition d'un atome d'oxygène au benzène, l'intermédiaire qui se forme transitoirement (époxybenzène), par sa très grande réactivité, attaque ces cibles biologiques que sont les constituants des cellules souches (à l'origine des globules rouges et blancs) de la moelle osseuse, organe cible pour ce composé. Leur destruction provoque des anémies. Quant aux globules blancs issus des cellules souches, ils voient l'ADN de leur noyau attaqué par cet époxybenzène. Ce composé est mutagène et si les altérations ne sont pas réparées elles conduisent à une prolifération de certains globules blancs, d'où le développement de leucémies.

L'hématotoxicité du benzène est résumée dans le schéma ci-après.

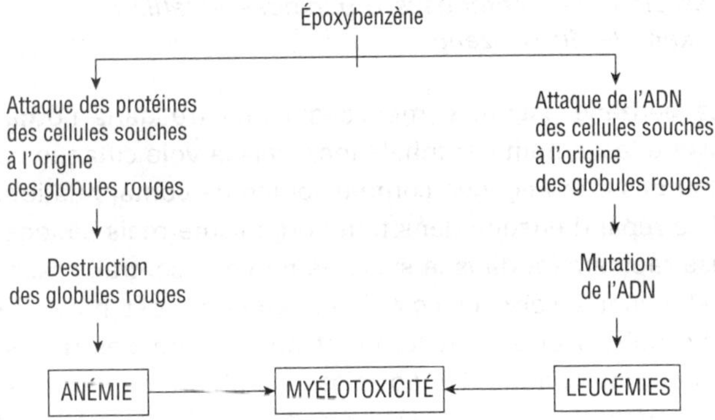

Schéma 4. Hypothèse du mécanisme d'hématotoxicité du benzène à partir de l'époxybenzène

En fait, malgré un nombre considérable de publications (plusieurs milliers), les mécanismes intimes de cette toxicité (génotoxicité) ne sont pas totalement identifiés. En effet, des difficultés d'interprétation des processus impliqués dans les intoxications à long terme persistent. Pour autant, le niveau d'alerte est suffisant pour qu'il faille prévenir les expositions à ce type de substances. En présence d'un toxique comme le benzène, il est indispensable de proposer des produits de remplacement qui soient aussi efficaces dans leurs principales applications industrielles (molécule de base des solvants des graisses présents dans les peintures, laques, encres, colles), mais sans leur activité cancérogène. Le premier produit proposé dans les peintures dites à l'huile fut le toluène (le méthylbenzène), qui n'a pas d'effet toxique sur les cellules souches (myélotoxique). Malheureusement le toluène a été récemment reconnu par l'Union européenne comme toxique pour le fœtus (reprotoxique de classe 3, voir 32) et est donc classé composé CMR. Un autre composé alkylé du benzène, le cumène (ou isopropylbenzène), excellent solvant, a été proposé depuis, car il ne semble ni génotoxique ni reprotoxique. Pour l'heure, il faut néanmoins rester très prudent car il s'agit tout de même d'un homologue du benzène.

Le tabac : des composés inquiétants – Comment arrêter de fumer

66 000 personnes décèdent chaque année en France du tabagisme, soit environ 1 Français sur 9. La substance qui rend problématique l'arrêt des prises car responsable de la dépendance est la nicotine, un alcaloïde. Au-delà, il est stupéfiant de constater le nombre de composés toxiques.

La liste non exhaustive des composés toxiques des cigarettes

Acétone	Méthanol
Acide cyanhydrique	Méthoprène
Ammoniaque	Monoxyde de carbone
Arsenic	Naphtaline
Butane	Nicotine
Cadmium	Plomb
Chlorure de vinyle	Polonium 210
Formaldéhyde	Térébenthine
Goudron	Xylène

Pour arrêter de fumer, il faut commencer par évaluer votre degré de dépendance. Vous pouvez l'analyser vous-même grâce au test de Fagerstrom.

Il faut bien comprendre que le fait de fumer active des récepteurs au niveau du cerveau (récepteurs nicotiniques) qui engendrent la dépendance. Lors du sevrage, il faut arriver à les désactiver, mais de manière très progressive, sinon la vacuité rapide des récepteurs induira un syndrome de manque. Plusieurs méthodes existent, dont certaines, sophistiquées et efficaces, sont préconisées par les tabacologues. Sur le plan naturel, on peut proposer : de réduire d'un tiers la consommation pendant dix jours puis, tous les jours, préparer ses cigarettes avec une de moins. Si vous êtes à 12 cigarettes/jour, passez pendant dix jours à 11/jour, puis les dix jours suivants à 10, etc. : la désactivation est ainsi progressive.

Vous pouvez en plus utiliser des plantes agissant sur certains récepteurs, la valériane par exemple (action sur les récepteurs Gaba), et des plantes sédatives comme la passiflore, le « pavot » de Californie (*Eschscholtzia californica*). D'autres plantes peuvent également être associées à cette démarche comme l'aubépine en cas de stress. Ces plantes se prennent sous forme de gélule d'extraits secs dosés à 200 mg. Une à deux gélules par jour sont généralement suffisantes pendant une durée minimale de quinze jours. Il est indispensable parallèlement d'avoir une activité physique régulière et suffisamment soutenue après l'avis d'un cardiologue.

6

COSMÉTIQUES ET TEXTILES

Cosmétiques

Il y a les cosmétiques classiques, les parfums, les eaux de toilette, mais aussi les déodorants multiples, les produits de maquillage, de coloration des cheveux et, depuis un peu plus d'une décennie, l'usage de plus en plus courant de produits de protection solaire et également de crèmes antirides présentées comme « antiâge ». L'utilisation des cosmétiques a augmenté de manière exponentielle et, aujourd'hui, nous sommes envahis par une offre proliférante, destinée à nous rendre plus beaux, plus jeunes, plus propres, plus désirables, plus heureux, en un mot – puisque les promesses du marketing en la matière n'ont aucune limite... Faut-il s'inquiéter de la composition de ces produits surtout si nous les appliquons quotidiennement sur notre peau ? Comment se repérer dans un étiquetage fort complexe ? Quelles sont les mesures simples à prendre pour limiter les principaux risques, car ils existent bel et bien ? Il faut en effet se rendre compte que les produits sont insuffisamment testés. Les progrès faits dans le domaine de la réglementation sont encore insuffisants. La situation est telle que l'Union européenne s'apprête à interdire l'usage d'un certain nombre de substances présentes dans les cosmétiques.
Dans ce chapitre, nous vous donnons les clés pour mieux choisir vos cosmétiques (sans être exhaustifs sur les noms

de marques, très nombreuses et dont les gammes de produits changent souvent).

Les crèmes solaires

Les crèmes solaires comprennent généralement des filtres chimiques pour absorber les UV et des filtres minéraux qui réfléchissent les rayons. La difficulté à se repérer vient du fait qu'ils peuvent exister sous deux formes, aux effets différents. Soit sous forme minérale (leur état « normal »), soit sous forme « nano ». Dans le premier cas, les composés de ces filtres minéraux, essentiellement le dioxyde de titane (E171) et l'oxyde zinc, ne semblent pas absorbés par la peau, sauf si elle est fragilisée, c'est-à-dire présentant des lésions (eczéma, cicatrices...). En revanche, lorsqu'ils sont présents sous forme de nanoparticules – l'avez-vous déjà vu mentionné sur l'étiquette ? –, on peut légitimement craindre leurs effets délétères à la lumière de différentes études scientifiques, même si elles ne sont encore que parcellaires. Les composés « nano » sont soupçonnés de pénétrer et léser les cellules des différents organes du corps.
Dans ces crèmes solaires on trouve aussi des produits comme le 4-MBC, méthylbenzylidene camphre, filtre solaire chimique contre les ultraviolets, qui est considéré comme un perturbateur endocrinien (p. 282). Néanmoins, il ne faut pas surestimer le risque pour la santé, puisque les applications de tels produits sont limitées à de courtes périodes, celles des vacances. En revanche, il n'est pas exclu que ces filtres censés protéger des UV puissent favoriser l'apparition de cancers de la peau !

Cela peut paraître totalement paradoxal, mais les filtres diminuent la protection aux rayons (photoprotection) qui se fait naturellement par des cellules de la peau. Leur application régulière pourrait aussi augmenter la production de radicaux oxydants délétères et réduire la production de vitamine D dans le corps. Si des études indépendantes sont encore nécessaires, les facteurs cités sont tout de même pour partie impliqués dans l'apparition des cancers de la peau.

Sur le plan environnemental, l'usage des crèmes solaires est une catastrophe à l'échelle de la planète puisque leur diffusion de la peau dans l'eau de mer laisse des résidus chimiques importants. On estime qu'ils se répandent à plusieurs milliers de tonnes chaque année (4 000 environ), à l'origine du possible blanchissement des 10 % des coraux à travers le globe mais surtout, les perturbateurs endocriniens issus de la chimie diffusent partout, ce qui peut conduire à féminiser les poissons, certains mollusques, et pourrait avoir de nombreux effets non encore inventoriés.

Pour toutes ces raisons, l'idéal consiste à éviter l'usage des crèmes solaires en se protégeant naturellement de l'excès des rayons de soleil, comme les anciens, par une réduction du temps d'exposition, en revêtant des vêtements amples et un chapeau, et en s'abritant sous un parasol.

Les produits pour bébé

Des mesures spécifiques doivent être prises concernant l'usage de crèmes et autres produits que l'on peut classer dans la catégorie des cosmétiques pour enfant. En

2008, une bombe a éclaté lorsque le comité pour le développement durable en santé (C2DS) et son représentant Olivier Toma estimaient que des produits utilisés et distribués dans les maternités n'avaient pas fait la preuve de leur innocuité. En l'occurrence, le lanceur d'alerte n'était autre qu'un directeur de clinique... qui fut remercié peu de temps après ! Du coup, l'agence sanitaire de contrôle (Afssaps) se rendit plus amplement compte que si les industriels suivaient généralement la réglementation, les critères d'évaluation de la sécurité de ces produits pour la santé des enfants, notamment ceux destinés aux moins de trois ans, apparaissaient comme insuffisants. N'était pas prise en compte, ou insuffisamment, la spécificité de cet âge, dont on connaît pourtant la « prématurité métabolique » de la peau, qui rend l'organisme plus vulnérable à différentes substances dont certaines n'apparaissent pas toxiques a priori.

Cette sensibilisation a porté ses fruits. Certes, des progrès restent à faire, car combien de produits encore en circulation ne le seront plus dans les années à venir ? Un exemple emblématique est celui du chloroacétamide : ce conservateur peut entraîner des troubles de la reproduction. Reprotoxique de catégorie 2, il a été interdit dans les cosmétiques par l'Agence du médicament (Ansm) le 14 juin 2012. Pourquoi ne pas avoir pris cette mesure plus tôt ? Quand la décision a été annoncée d'interdire ce conservateur, la plupart des industriels l'avaient déjà retiré de leurs produits. Les recommandations des agences sanitaires tardent souvent à venir quand bien même les signaux d'alerte existent depuis longtemps.

Il y a aussi beaucoup à dire en termes d'information. Voici la mésaventure d'un des membres du Réseau Environnement Santé, le chimiste Bernard Petit. Ayant des doutes à la lecture de l'étiquette d'un produit cosmétique (en l'occurrence un déodorant), il écrit au fabricant qui lui fait cette réponse ahurissante : « La composition complète ne peut être distribuée au public, nous pouvons l'envoyer à votre médecin, afin qu'il vous informe un peu plus. » Vous avez bien lu ! Le manque d'information ne devient-il pas ici une désinformation, voire une tromperie ? Sans compter que le médecin, sauf s'il est dermatologue ou particulièrement compétent en matière environnementale, aura des difficultés à interpréter les données fournies par les industriels. Tout cela n'incite-t-il pas à prendre ses précautions individuellement ?

Comment éviter la soupe chimique ?

Il serait fastidieux de lire la liste des multiples composés chimiques présents dans de très nombreux cosmétiques... Mais sommes-nous faits pour absorber par la peau les phénoxyéthanols, divers agents de synthèse, des phtalates, du butylhydroxyanisole, etc. ? Pour ces derniers, ce n'est pas le contact occasionnel qui pose problème en soi, mais bien la répétition de l'exposition. Rappelons que la voie de pénétration cutanée contamine plus que la voie alimentaire car les sucs digestifs détruisent une partie des produits toxiques. En outre sont utilisés quasiment à votre insu des éléments sous forme nanoparticulaire qui assurent une homogénéisation du produit et un meilleur étalement, mais dont l'innocuité est très discutable, notamment parce que les études sur leurs impacts font défaut. Choisissez en priorité des produits cosmétiques bio qui ne contiennent pas, ou bien moins, de produits de synthèse et pas de nanoparticules.

Le minimum à éviter. Liste technique (non exhaustive)

Dioxyde de titane (TiO_2) Oxyde de zinc (Zno)	Risque d'être sous forme de nanoparticules dans les produits conventionnels*
Phtalates solvant (fixateur)** BHA ou butylhydroxyanisole ou E320 (conservateur) E214-E219 Parabène (conservateur) et sans isothiazolone*** Oxybenzone (BP-3 ou Bz-3) (filtre solaire) Méthylbenzylidene camphre (4-MBC) (filtre solaire) Résorcinol (colorant pour les cheveux) Triclosan (antiseptique)	Ce sont les perturbateurs endocriniens, ils ont un impact sur le système métabolique, sur la thyroïde, la fertilité, ils sont suspectés de favoriser certains cancers, le diabète, l'obésité****

*Concernant ces nanoparticules, les agences sanitaires se veulent rassurantes mais néanmoins prudentes, selon l'Ansm, « la pénétration cutanée du TiO_2 et du ZnO sous forme nanoparticulaire semble limitée aux couches supérieures de la peau saine. Sur peau lésée, il n'est pas possible de conclure... Les résultats des études de génotoxicité issues de la littérature scientifique sur les nanoparticules de TiO_2 et de ZnO sont contradictoires. [...] Les données de toxicité chronique et de cancérogénèse restent à ce jour limitées ». De nombreuses études existent, parfois inquiétantes, comme celle d'une équipe japonaise ayant indiqué que les nanoparticules de dioxyde de titane chez la souris en gestation traversaient la barrière placentaire, atteignant donc l'embryon. La descendance présentait des atteintes du système nerveux ainsi que chez les mâles une réduction du nombre de spermatozoïdes.

** La mention des phtalates n'est pas toujours très claire, car sont utilisés par exemple des sigles type DEP.

*** L'isothiazolone, qui remplace le parabène, est souvent bien plus allergisant.

**** Il faut renforcer les études indépendantes et la réglementation face à tous ces composants encore bien controversés.

Attardons-nous un peu sur triclosan. Le triclosan est utilisé comme un conservateur antiseptique pour désinfecter. On peut le trouver dans une multitude de produits d'hygiène comme les savons liquides, les déodorants, les pâtes dentifrices. Le problème majeur est qu'il s'agit d'une molécule, type perturbateur endocrinien[1] ! Elle est toxique pour les organismes aquatiques, néfaste à l'environnement et très suspecte chez l'homme car, en plus, son utilisation entraîne l'effet paradoxal de pouvoir provoquer des résistances aux micro-organismes que le produit est censé combattre, et ce, même à de faibles doses. Le triclosan peut provoquer aussi un risque de contraction musculaire. Bien sûr, les autorités sanitaires se sont penchées sur ce produit, mais il est possible que toutes les données n'aient pas été fournies par les industriels et, à la lecture de différents éléments, il semblerait que les autorités n'aient pas une idée très précise du seuil de toxicité, d'où des recommandations floues, et ce dans tous les pays. Certaines réagissent néanmoins, comme les autorités norvégiennes, qui expliquent : « Nous déconseillons l'utilisation du triclosan dans les produits de beauté et autres [donc même à un taux de 0,3 % du produit fini, comme autorisé] », et insistent sur le fait qu'« une réduction de l'exposition humaine est nécessaire ». Tous les Européens sont en droit d'attendre des mesures mieux adaptées et radicales. Certains industriels ayant senti que le produit risquait d'être rejeté par l'opinion utilisent parfois d'autres bactéricides comme les sels d'argent, de zinc, etc., mais eux aussi peuvent poser des problèmes ou du moins sont source d'interrogations, notamment lorsqu'ils sont sous forme de nanoparticules.

1. Selon Bernard Petit, « le triclosan introduit des dioxines par la synthèse de la molécule puis lors de l'incinération de déchets en contenant » (entretien avec l'auteur).

Quelles précautions prendre ?
Mieux choisir ses produits cosmétiques

Principes de base

Insistons sur le fait que les produits cosmétiques à choisir en priorité sont les bio sans conservateurs de synthèse, même si leur durée de vie est plus limitée (maximum 3 mois) et qu'ils doivent être tenus au frais une fois ouverts afin de réduire les risques de développement des micro-organismes ; ils doivent être aussi sans perturbateurs endocriniens. Il faut également faire attention aux huiles essentielles : certaines sont de synthèse, et les autres, naturelles, peuvent être fort irritantes et doivent être maniées avec précaution, c'est-à-dire toujours diluées et après avis médical. Ce n'est pas parce qu'un produit est naturel qu'il est sans effet secondaire, et notamment concernant les allergies.
Les produits bio sont à favoriser car ils ont le double avantage de ne pas contenir d'ingrédients chimiques de synthèse (ou bien moins), qui sont pour beaucoup insuffisamment étudiés en termes d'impact sur la santé pour des expositions prolongées, et ils respectent mieux l'environnement (cela concerne aussi les emballages). Parmi les produits bio, choisir en priorité ceux avec les labels, et il faut être tout particulièrement prudent pour bébés et enfants (voir liste p. 301). Les critères pour les produits cosmétiques naturels BDIH sont intéressants à titre d'exemples, les voici résumés :
– Matières premières végétales, autant que possible issues de culture biologique contrôlée et de cueillette sauvage biologique contrôlée.

– Protection des animaux, pas de tests réalisés sur les animaux et pas de recours à des matières premières issues de vertébrés morts (par exemple graisse de baleine, huile de tortue, huile de vison, graisse de marmotte, graisse animale, collagène animal).
– Renoncement aux colorants organiques synthétiques, aux substances aromatiques synthétiques, aux matières premières éthoxylées, à la silicone, à la paraffine et autres produits dérivés du pétrole. Le critère d'autorisation pour les substances odorantes naturelles est conforme à la norme ISO 9235.
– Pour la conservation et la sécurité microbiologique des produits, seuls certains conservateurs à l'état naturel sont autorisés ; ils sont mentionnés sur l'étiquette.

Par groupes de produits

• Savons, gels douche et shampooings
Insistons bien sur le principe de choisir en priorité des produits bio. Les shampooings conventionnels contiennent volontiers des agents irritants et potentiellement allergisants (le sodium lauryl sulfate, SLS, et l'ammonium lauryl sulfate, ALS...). Les produits à privilégier contiennent des plantes comme le calendula, le marron d'Inde, le lierre, mais attention aux arnaques, la mention de plantes peut être mise en avant, alors que les produits contiennent par ailleurs de nombreux éléments de synthèse. Les produits à base de plantes pures ont un moindre pouvoir détergent, moussent peu, mais altèrent moins les cheveux. Si vous avez tendance à avoir des cheveux secs, souvent le résultat d'agressions, il est préférable de choisir des shampooings enrichis au beurre de karité. Certains se massent aussi régulière-

ment le cuir chevelu en cas de présence de pellicules importantes avec de l'huile de jojoba bio et la gardent une nuit. Les cheveux gras ne doivent pas non plus être agressés par divers produits conventionnels : utilisez dans ce cas peu de shampooing, doux de préférence, et faites régulièrement des bains à l'eau sans lavage. Le jus de citron ou de vinaigre ajouté au dernier rinçage peut aussi améliorer la qualité des cheveux et limiter l'excès de pellicules. Pour la chute des cheveux, l'ortie en tisane ou en gélules prises par cure de trois semaines par mois, à l'automne et au printemps, a la réputation de revitaliser les cheveux, mais n'attendez pas pour autant de miracles.

En cas de poux, les shampooings classiques peuvent être agressifs. Un moyen simple à essayer est de frictionner le cuir chevelu d'huile d'olive (ou une autre de type huile de noisette ou de jojoba) associée à quelques gouttes d'huile essentielle de lavande pour la nuit, en enveloppant le cuir chevelu dans une serviette. Les poux n'aiment pas l'huile et la lavande est pour eux un révulsif, certes modéré mais l'ensemble peut être efficace. Quelques marques de shampooings peuvent être suggérées comme la gamme de produits bio Melvita® (qui possède aussi une gamme de cosmétiques à type de nettoyants, d'hydratants bio...), Centifolia®, Ciel d'azur®...

Même parmi les savons peuvent se nicher un nombre impressionnant de produits de synthèse, dont certains sont bien suspects. Alors faites attention, même lorsqu'ils sont annoncés « naturels » ou « purs », car cela ne correspond à aucune dénomination officielle, et ils peuvent très bien contenir des parfums de synthèse, des bactéricides... La règle est donc de choisir les savons sans colorants de synthèse, sans bactéricides et sans parfums de synthèse. Beaucoup de gels douche sont donc à éviter mais il existe des marques avec les critères que nous venons d'énoncer et que vous devez demander aux vendeurs. L'idéal est le vrai savon de Marseille ou d'Alep avec quelques restrictions d'emploi pour les peaux sèches (notamment en cas d'eczéma, de psoriasis, mais aussi d'acné, pour ne pas trop assécher et provoquer en réaction la sécrétion de « mauvais » sébum), et attention aux faux, notamment d'Alep : il ne doit contenir ni graisse, ni huile de palme, ni « arôme de laurier », qui est de synthèse, mais au moins 15 % d'huile de laurier naturel et 50 % d'huile d'olive. Pour toutes les peaux sèches quel que soit l'âge, on doit préférer les produits nettoyants sans savon (remplacé par des tensioactifs anioniques), qui ne contiennent ni conservateurs, ni parfums. Il existe plusieurs gammes de produits, notamment des pains dermatologiques divers.

• Déodorants

Les déodorants sont-ils vraiment indispensables ? En tout cas ils ne doivent pas servir d'alibi à une hygiène corporelle douteuse ! De nos jours, ils induisent des inhalations de composés souvent bien suspects, certaines molécules traversant la peau et les muqueuses et se retrouvant dans le sang. L'ensemble est doublé d'un risque majeur de pollution pour la planète (produits conventionnels).

Il est indispensable d'en limiter l'usage et de choisir ceux qui sont dénués de sels d'aluminium, sans phtalates comme le DEP et exempts des produits que nous avons déjà mentionnés. Le chlorhydrate d'aluminium est considéré comme un perturbateur endocrinien et pourrait interférer avec les récepteurs aux œstrogènes et ainsi favoriser l'apparition de cancer du sein. Une enquête du journal *60 millions de consommateurs* (avril 2012) avait montré de grandes disparités de concentration en aluminium selon les marques. Là aussi, un lavage soigneux avec un savon le plus naturel possible, type savon de Marseille, d'Alep, mais aussi de marques type Ballot-Flurin®, doit suffire. Néanmoins, il est tellement entré dans les mœurs d'utiliser des déodorants que cela devient pour beaucoup un réflexe, alors choisissez les produits le moins chimiques possible, l'eau de Cologne à l'ancienne, par exemple, que vous pouvez même fabriquer maison avec les formules à votre disposition (voir plus loin), les produits bio de préférence, et les produits conventionnels dont l'information est claire, lisible et compréhensible, à condition qu'ils soient sans chlorhydrate d'aluminium ou autres composés pouvant se révéler toxique. Quant à la pierre d'Alun, on en trouve de fausses. Des réserves sont néanmoins nécessaires pour ces produits : s'ils ne contiennent pas de chlorhydrates d'aluminium, on trouve dans certains du sulfate d'aluminium.

• Produits hydratants et démaquillants
(crèmes, lotions, huiles)
Beaucoup trop de produits proposés comprennent de nombreux éléments de synthèse, mais aussi des composés minéraux inutiles, voire néfastes car ayant tendance à boucher les pores de la peau.
Choisir des produits naturels (en l'absence de réaction allergique à leurs huiles essentielles) :
1. Huile de macadamia (celle qui donne le moins de sensation de gras ; attention, c'est la plus chère).

2. Huile de noisette (un bon compromis parmi les huiles).
3. Huile d'amande douce (la plus classique, la moins chère, toujours d'actualité) parfois allergisante.
4. Huile d'argan, de jojoba bio (des huiles plus exotiques, efficaces, mais qui peuvent aussi parfois créer des réactions allergiques).
5. Le beurre de karité bio.
6. Les crèmes bio type Planter's.
Et puis pourquoi pas préparer soi-même ses lotions ?

Lotion hydratante

1 cuillerée à soupe d'huile d'argan
2 cuillerées à soupe d'huile de noisette
3 gouttes d'huile essentielle de lavande en cas de peau grasse
3 gouttes d'huile essentielle de Néroli en cas de peau sèche

Lotion démaquillante

6 cuillerées à soupe de gel d'Aloe vera
5 cuillerées à soupe de lait entier bio ou 2 yaourts
2 gouttes d'huile essentielle de niaouli
À mettre dans un petit flacon, bien agiter et à bien conserver au frigidaire (recette adaptée de Julien Kaibeck).
Tous ces ingrédients de base peuvent être trouvés en pharmacie, sauf le lait !
Il est aussi possible de mélanger tout simplement un peu d'huile d'amande douce (50 ml) avec de l'eau florale type bleuet bio (30 ml des marques sans alcool type Florame) et de l'appliquer le soir.

Il existe différentes marques qui proposent des crèmes pour le visage à base par exemple de beurre de karité bio, huile de jojoba bio : attention certaines marques peuvent avoir à la fois des produits conventionnels et des produits certifiés éco bio, toujours bien lire les étiquettes. Signalons aussi les crèmes hydratantes d'Avène® et d'Uriage®.

• Maquillage, coloration des cheveux
et spray fixateur, vernis à ongles

Pour le **maquillage**, le mascara est rarement mal toléré. Dans la gamme bio on considère que les marques Logona® et Lavera® comme assez sûres selon l'avis de l'association Sos-Mcs, association créée pour soutenir les personnes présentant des hypersensibilités aux produits chimiques. Pour les fonds de teint, choisir en priorité les produits bio, même si des améliorations sont encore attendues, comme parfois concernant l'étalement sur la peau.

Les personnes manipulant régulièrement les produits pour les **colorations de cheveux** mettent au monde plus d'enfants ayant des malformations[1]. Le plus incroyable est que les pouvoirs publics, malgré une étude de l'Institut national de la santé et de la recherche médicale (Inserm) donnant l'alerte, n'ont toujours pas cru bon de sensibiliser et d'émettre des recommandations spécifiques. Cela concerne aussi les femmes de ménage, exposées aux produits nettoyants et à leurs solvants, et aux infirmières, en contact avec de multiples produits chimiques de synthèse, notamment bactéricides. Pour le public, la coloration des cheveux concerne surtout les femmes après 45 ans et assez peu celles en âge de procréer. Le conseil essentiel est de ne pas en

1. "Maternal occupational exposure to solvents and congenital malformations : a prospective study in the general population", R. Garlantézec, C. Monfort, F. Rouget, S. Cordier, *Occup Environ Med.*, July 2009 ; 66(7): 456-63.

utiliser chez les jeunes femmes, tout particulièrement en cas de désir d'enfant ou de grossesse. Pour toutes, il faut avoir conscience que les composés chimiques de synthèse (P-phénylènediamines, dérivés ammoniaqués...) ont tendance à détériorer l'enveloppe du cheveu – la cuticule – pour que le pigment chimique puisse bien pénétrer. À l'inverse, pour les produits bio, le composé a plutôt tendance à engainer la cuticule du cheveu, ce qui abîme moins le cheveu mais, en contrepartie, la coloration tient moins longtemps. Les produits bio pour les colorations châtain blond, plus foncés aussi, existent notamment avec différentes marques type Henné de Shiraz® (attention au henné dit renforcé, qui peut contenir des produits de synthèse). Demandez tout de même à la coiffeuse qui réalise vos colorations si des pigments naturels sont utilisés (vrai henné, indigo, carthame, curcuma...) ; insistons sur le fait que les plantes tinctoriales sont nombreuses et qu'il est tout à fait possible d'utiliser des colorants naturels associés à des huiles végétales et de l'argile (argile blanche pour les cheveux secs, argile verte pour détoxifier les cheveux fatigués). Il existe de nombreuses marques dans les gammes Logona®, Lavera Neutral®, Couleur Gaïa®.

Quant aux **sprays fixateurs**, vous seriez surpris en analysant leur composition, on peut trouver de nombreux composés de synthèse. Certains des produits présents peuvent être inflammables et surtout sont suspectés de présenter des risques cancérogènes. La prudence s'impose donc dans l'attente d'études complémentaires indispensables. Pour celles et ceux qui pensent ne pas pouvoir se passer de fixateur, il en existe des bio, mais l'idéal ne reste-t-il pas de le préparer soi-même avec

tout simplement de l'eau tiède associée à un peu de miel ? Par exemple ¼ litre pour 2 cuillerées à café de miel, mais pas plus, pour éviter que les cheveux fixés ne soient trop collants.
Pour les **vernis à ongles** et **dissolvants**, nombreux sont ceux qui contiennent de l'acétone et pour certains aussi du formaldéhyde. Pour autant, compte tenu de la surface recouverte et malgré le manque d'études sur le sujet, intuitivement, on peut penser que le risque pour la santé reste limité.

• Parfums et eaux de toilette
La méfiance ne peut être que de mise pour la plupart des parfums et eaux de toilette, dans la mesure où on n'en connaît pas la composition exacte. S'ils ne peuvent plus contenir de produits CMR (cancérogènes, mutagènes et reprotoxiques), depuis une directive européenne, les industriels ne sont pas tenus d'afficher leur composition exacte ! Ces « secrets » de fabrication peuvent révéler des surprises sur les produits de synthèse et, outre les effets possibles sur le métabolisme, de nombreux asthmatiques présentent des réactions en présence de parfum, d'autres des irritations cutanées.
L'application occasionnelle de parfum et d'eau de toilette en petite quantité n'induit a priori, en dehors des allergies, que peu d'impact sur la santé. En revanche, il faut éviter de les utiliser quotidiennement. Cela vaut pour les lotions après-rasage, qui sont loin d'être indispensables. C'est le marketing judicieux qui arrive à faire acheter ces nombreux produits inutiles. Les « parfums » ont tendance à être partout et pas que dans les produits cosmétiques, gels douche, déodorants... mais aussi dans

de multiples produits de nettoyage, désodorisants d'air, qui envahissent notre quotidien. On les trouve aussi dans des produits divers comme les lessives, assouplissants, liquides vaisselle et jusque parfois dans les papiers toilette ! Tous ceux qui contiennent des solvants organiques et de multiples composés chimiques de synthèse sont à éviter.

> L'introduction de substances de synthèse dans les parfums et eaux de toilette est historiquement tout à fait récente car, avant les années 1920, on n'utilisait que des produits naturels. Il est nécessaire pour des usages répétés de choisir les produits les plus neutres, idéalement sans parfum de synthèse, sans conservateur type isothiazolinone (MIT méthylisothiazolinone), sans phénoxyéthanol (solvant à type d'éther de glycol), et sans parabènes (actuellement moins présents).

• Crème antirides

Il faut toujours avoir à l'esprit que deux facteurs essentiels favorisent le vieillissement de la peau et les rides : le tabagisme et l'excès de soleil. Le choix des crèmes et lotions antirides doit se faire en fonction de l'âge et de la nature de la peau. Dans tous les cas, les produits bio, comme toujours, sont à privilégier.

– Pour les jeunes femmes, les produits qui protègent les cellules avec des vitamines doivent être privilégiés, essentiellement la vitamine E et C, et des polyphénols, notamment ceux issus des pépins de raisin, du thé vert.

– Pour les femmes ménopausées, la peau, plus sèche, doit être avant tout hydratée. Dans nombre de produits, on note la présence d'œstrogènes naturels (type soja). Certes, ils peuvent participer à améliorer l'état de la peau mais ce sont néanmoins des perturbateurs endocriniens naturels et, à ce titre, il ne faut pas les utiliser de façon continue sans avis médical, surtout en cas d'antécédents de cancer du sein personnels ou familiaux.

• Crèmes solaires et sprays

Pour compléter ce qui a été énoncé au début de ce chapitre, il faut éviter les produits chimiques de synthèse et les nanoparticules, d'où l'intérêt des produits bio dans les gammes d'enseignes citées dans nos conseils de base. Des marques comme Lavera®, Body Nature® ou L'Occitane® développent des crèmes solaires plutôt « écolos ». Choisir les crèmes solaires bio sans ingrédients issus de la pétrochimie (paraffine, silicone, PEG), sans parabènes, sans nanoparticules, sans huiles ni cires minérales de synthèse et sans OGM. Ces dernières contiennent généralement des vitamines, de la glycérine, des huiles végétales et/ou des huiles essentielles (qui peuvent d'ailleurs engendrer des réactions cutanées de type allergique). Concernant les filtres minéraux, comme nous l'avons vu, le largage dans l'univers aquatique dans l'eau pose problème pour les écosystèmes, même sous leur forme bio. Il est tout à fait possible de se passer de crème solaire en ne s'exposant que sur des durées limitées et à des heures choisies. À la plage, parasol et chapeau sont indispensables ; à la campagne et en montagne, des vêtements amples et protecteurs. Il faut aussi être particulièrement vigilant pour les enfants.

S'il convient de mieux choisir les produits cosmétiques, comme nous venons de l'exposer, l'attitude première reste à en utiliser le moins possible, même si la réglementation européenne est amenée à s'améliorer. Les produits de base sont un savon le plus naturel possible sans ajout de divers composés chimiques de synthèse (Marseille, Alep...), un shampooing bio et un hydratant bio du visage pour ceux qui en ont besoin.
Il faut toujours se poser la question de l'utilité réelle d'un produit cosmétique et résister au marketing en ayant à l'esprit que le but est de vous faire commencer à en utiliser pour ensuite essayer de vous convaincre de ne plus cesser d'en user. Il faut revenir aux produits de base, ne pas tomber dans les pièges de faux élixirs de beauté et faire aussi, comme pour l'alimentation, attention à tout, et particulièrement aux emballages (le choix des plastiques doit être le même que pour l'alimentation, p. 272).

Textiles : choix des vêtements et du linge de maison

Nous sommes dans une situation anormale sur laquelle nous avons peu de prise. Pour les vêtements et leurs choix, la problématique est suraiguë, compte tenu d'une part de l'imprégnation de très nombreux vêtements par une multitude de composés chimiques et d'autre part de la pollution engendrée par leur fabrication. Mais l'équation n'est pas toujours simple à résoudre au niveau individuel. La plupart des habits que nous portons actuellement proviennent des pays les plus laxistes sur le plan environnemental et sur la législation du travail. Ainsi, certains pays d'Asie ou d'Amérique du Sud et d'Afrique utilisent des pesticides qui sont interdits en Europe comme l'endosulfan. Des pesticides polluants, notamment pour la culture du coton, des défoliants chimiques qui appauvrissent les sols, puis des solvants pour la purification des fibres, de l'hypochlorite (eau de javel) et différents composés, notamment acides, utilisés pour le blanchissement et pour la coloration des composés azoïques toxiques, etc. Tout cela pollue énormément. Quel invraisemblable déversement de produits chimiques sur une planète bien fragile ! Parallèlement les travailleurs des chaînes de production sont eux aussi souvent intoxiqués par une insuffisance de protection. La problématique sociale et environnementale est juste effleurée par les Occidentaux, davantage par cynisme que par ignorance, tout cela se passe si loin... Avoir des vêtements à bas prix ne représente-t-il pas l'essentiel ? On ne peut pas s'imaginer à quel point les vêtements sont imbibés de produits chimiques, par leur mode de fabrication puis lors de leur conservation (il faut les protéger des moisissures et autres micro-organismes), il faut encore les traiter, pour éviter qu'ils ne prennent feu, avec des produits ignifugés, suspects d'agir comme des perturbateurs endocriniens. Donc, en portant ce type de vêtements très courants, qu'ils contiennent des fibres de synthèse ou non, vous êtes automatiquement contaminé à des degrés divers par voie cutanée (la peau se comportant en partie comme un buvard). Tout cela à votre insu, car les étiquettes de vos vêtements sont si peu explicites ! En 2012 Greenpeace a dénoncé, comme à son habitude de façon spectaculaire, cette intrusion exagérée de la chimie dans de nombreuses marques de vêtements. Depuis, quelques fabricants ont pris l'engagement de réduire l'utilisation de certains composés comme les nonylphénols, également suspectés d'être des perturbateurs endocriniens.

Quelles solutions ?

Voici les principales fibres utilisées pour les textiles, vêtements et linges.

Les fibres naturelles

Les fibres naturelles sont soit d'origine animale, avec la laine (mouton), la soie (ver à soie), le cashmere (chèvre à poils longs originaire d'Inde), soit d'origine végétale, avec le coton, le lin, le chanvre et le kapok, sans parler bien sûr des fourrures dont l'usage devrait être interdit. Il faut bien prendre conscience que tous ces produits, naturels à la base, subissent ensuite un nombre terrifiant de traitements et de transformations. Ensuite, pour nettoyer et traiter les fibres, on utilise diverses substances dont souvent de l'acide sulfurique. La majorité des détergents et produits de nettoyage ne sont tout simplement pas biodégradables. Que de traitements pour le dégraissage, le blanchissement, la teinture, l'ignifugation, l'imperméabilisation et, au final, l'impression avec des encres parfois bien suspectes. Certains tissus sont, en plus, encore davantage traités, pour faciliter l'entretien avec moins de repassage ou pour les « vieillir », comme les jeans (technique dite du sablage[1]). En plus, la culture du coton en mode conventionnel entraîne l'utilisation massive de pesticides et d'eau, ce qui est très

1. Cette technique du sablage, bien que proscrite en Europe, consiste en une pulvérisation à forte pression à travers les tissus de fines particules de silice pour donner un aspect usagé. Ces particules se logent en partie dans les poumons des travailleurs mal protégés, favorisant l'apparition de silicose. Ce qui n'est pas autorisé en Europe ne devrait pas l'être ailleurs. En tout cas, le minimum serait d'interdire l'importation de vêtements issus de tels procédés.

polluant ; la culture du lin l'est nettement moins ; l'idéal reste le chanvre, plante robuste qui ne nécessite pratiquement pas de pesticides sauf en situation particulière.

Les fibres synthétiques

Les fibres synthétiques sont essentiellement issues de l'acrylique, élasthanne, polyester, polyamide. Les pollutions peuvent être importantes avec par exemple des taux d'antimoine élevés dans les fibres (> 260 ppm), l'émission de composés organiques volatils, de protoxyde d'azote, etc. Les employés traitant ce type de fibres peuvent être en plus anormalement soumis aux rejets d'hydrocarbures aromatiques polycycliques (HAP), de disulfure de carbone, de soufre, de zinc, parfois d'agents chlorés et de colorants divers lors du traitement des tissus. Tout cela est trop peu connu. Les fabricants, surtout hors d'Europe, ne sont pas tenus de révéler leurs procédés d'élaboration ni de justifier la conformité des émanations de la totalité des composés organiques volatils. Est-ce normal ?
Au niveau du produit fini, une partie de ces éléments imprégnant les tissus n'émettent que modérément, mais les informations disponibles ne sont que partielles.

Les chaussures et baskets

Savez-vous comment est assoupli le cuir de vos chaussures ? Avec du chrome. Or le chrome trivalent est réputé favoriser les allergies et les dermatites pour les personnes sensibles. Ne croyez pas qu'il s'agisse d'un produit pour les chaussures bas de gamme ; au contraire, les plus chères ont tendance à en contenir plus. Dans des analyses effectuées par des chercheurs, 95 % des chaussures, sandales, bottes en cuir contenaient du chrome[1]. Pour les autres matériaux, on se retrouve avec la même problématique que pour les vêtements, notamment concernant les composés ignifugés avec les substances classées dans la catégorie des perturbateurs endocriniens.

Linge de maison et textile d'ameublement

En plus de ce qui vient d'être énoncé, différents autres aspects pour orienter vos choix sont développés dans le chapitre sur l'habitat du guide en fin d'ouvrage.

Les labels

La première des attitudes est l'aspect éthique. Cela peut vous paraître surprenant, ne devrait-on pas placer la santé en premier ? Non, nous ne devrions jamais acheter des vêtements pour lesquels des enfants travailleurs ont été soumis à l'exposition aux toxiques que nous avons mentionnés. Il faut exiger un étiquetage – ou un accès à des informations – sur les modes de production et aussi assurant une réelle traçabilité des produits. Il est indispensable d'avoir des informations sur ceux qui les ont fabriqués et d'en savoir beaucoup plus sur la nature exacte des produits utilisés pour la préparation des tissus, au-delà des simples mentions « coton », « polyester ». Comme les vendeurs ne sont pas tou-

1. "Chromium in leather footwear – risk assessment of chromium allergy and dermatisis", J.P. Thyssen *et al.*, *Contact Dermatitis*, 2012, 66 : 279-285.

jours à même de répondre à vos questions, orientez-vous en priorité vers certains labels. Ils assurent que les vêtements ont été fabriqués en diminuant l'impact sur l'environnement et *de facto* sur la santé. Ils assurent aussi qu'une protection améliorée a été réalisée pour les conditions de travail des salariés des entreprises de confection.

Un tableau en fin d'ouvrage indique les labels auxquels on peut se fier actuellement (tous ne sont pas bio, c'est-à-dire issus de l'agriculture biologique pour les fibres naturelles).

Plusieurs marques commencent aussi à proposer des vêtements plus respectueux de l'environnement (polymères biodégradables, coton bio, polystyrènes recyclés...) et se proposent de récolter ceux qui sont usagés directement par l'intermédiaire de magasins. D'autres commencent à créer des lignes spécifiques. Évidemment, de façon sous-jacente, il y a des arrière-pensées marketing, mais tout objectif ayant pour ambition de réduire l'utilisation d'eau, de réduire les gaz à effet de serre, la pollution, les produits chimiques de synthèse suspects, controversés et souvent inutiles, est à encourager.

7

NEUTRALISER LES COMPOSÉS CHIMIQUES
Les moyens naturels

Après avoir analysé les différents risques toxiques, la question qu'il nous reste à poser est celle de la réaction naturelle de l'organisme face à ces nombreuses menaces. En subit-il irrémédiablement les dommages ou est-il capable de neutraliser en partie les produits chimiques ? Et, si c'est le cas, comment pouvons-nous l'aider ?

Un système de défense

L'organisme possède un système de défense contre les bactéries, les virus et autres micro-organismes appelé système immunitaire, qui est composé notamment d'anticorps, de globules blancs et de cellules macrophages capables d'absorber les bactéries indésirables. Par ailleurs, il est aussi capable de neutraliser un certain nombre de substances chimiques. Ce système est de mieux en mieux étudié et compris, et force est de dire qu'il se révèle assez performant, bien que, comme le système immunitaire, il ne faille pas qu'il soit surmené. Dans un cas ce sera l'infection, dans l'autre l'intoxication. Même si le terme « détox » est devenu galvaudé à force d'être utilisé de façon inadaptée, il existe bel et bien un système de détoxification naturel. À quoi répond-il et comment ?

Dans une optique finaliste, la réponse est assez évidente, dans la mesure où il existe dans la nature des composés toxiques pour l'homme issus par exemple de certains champignons vénéneux, ou présents dans les plantes (par exemple certains alcaloïdes, divers éléments naturels à type de pyréthrines pour lutter contre les insectes). La plupart des toxines rencontrées de façon naturelle sont prises en charge par l'organisme, qui les transforme et les élimine. Mais certaines peuvent aussi être mortelles, comme celles présentes dans l'amanite phalloïde. Sauf accident, l'homme a appris à se détourner des toxines les plus sévères présentes à l'état naturel. Le nouvel enjeu pour lui est la prolifération des produits chimiques, éléments étrangers de synthèse. En cas de surexposition aux substances chimiques, notamment aux perturbateurs endocriniens, le système de détoxification se révèle insuffisant et inadapté, et l'organisme malmené développe des pathologies à type de cancers, de maladies du métabolisme, d'infertilité...

Avant toute chose, pour comprendre par quels mécanismes l'organisme arrive à se débarrasser des substances chimiques étrangères, il faut savoir que les toxiques peuvent être solubles soit dans l'eau (« hydrosolubles »), c'est-à-dire dans les milieux aqueux de l'organisme (le sang, la lymphe), et alors assez facilement éliminés dans les urines, soit « liposolubles », c'est-à-dire qu'ils se stockent dans les graisses et sont dès lors plus difficiles à rejeter. Le tissu adipeux concentrant les graisses se situe à différents niveaux, le ventre, les cuisses, sous la peau, mais aussi dans les méninges (barrière à base de lipides) qui protègent notre système nerveux, dans le placenta vital, pour la survie du fœtus, et dans de multiples organes et tissus du corps (seins, système nerveux, foie, reins, cœur, moelle osseuse...). On les dénomme les graisses de soutien. En réalité, beaucoup de produits chimiques sont solubles, par divers mécanismes, à la fois dans l'eau et dans les graisses. Cela signifie d'abord que des lipides peuvent être traités et arriver jusqu'au système aqueux. L'organisme sait donc transformer en partie des substances « liposolubles » en « hydrosolubles », et ensuite les éliminer totalement. Pourtant, bien que la durée de leur présence dans l'organisme soit limitée, les composés hydrosolubles peuvent faire d'importants dégâts en cas d'exposition quotidienne (c'est le cas notamment du bisphénol A) ou précisément lors de leur élimination par la voie urinaire, en altérant les reins, la vessie, les uretères[1]. Mais ce sont les composés chimiques de synthèse lipophiles non transformables qui sont les plus redoutables[2], car ces toxiques ont par nature tendance à se stocker dans les organes riches en graisses. Ils pénètrent assez facilement

---

1. Par exemple, c'est le cas de l'éthylène-glycol (HO-CH_2-CH_2-CH_2-OH), un toxique (dialcool) qui a eu son heure de gloire comme antigel. Sa transformation finale dans l'organisme produit un diacide, l'acide oxalique (HO-C-C-0-4), dont le sel de calcium, très insoluble, précipite dans les reins, entraînant leur inflammation (néphrite) – ce qui, chez les nourrissons, peut être fatal !

2. Dans cette catégorie des toxiques lipophiles, on trouve des solvants chlorés (trichloréthylène, perchloroéthylène, etc.) bien connus. Plus récemment, on s'est inquiété de la présence dans de très nombreux produits courants (vêtements, matières plastiques) de composés organobromés, des ignifugeants reconnus comme de puissants perturbateurs endocriniens bioaccumulables. Il en est de même de la dioxine (la 2, 3, 7, 8-TCDD), retrouvée à l'état de contaminant dans de nombreux produits alimentaires (viandes grasses, gros poissons gras carnassiers). Très lentement éliminée des graisses de l'organisme, sa demi-vie est de sept ans chez l'adulte. Les efforts constants depuis plus d'une décennie pour limiter les émissions de dioxines issues de la métallurgie et des incinérateurs ont heureusement permis de diminuer progressivement la contamination globale de la population française.

dans les cellules, dont les membranes sont en grande partie formées de lipides, alors que ces dernières agissent à l'inverse comme barrière pour les produits hydrosolubles. On comprend ainsi mieux comment certaines substances peuvent attaquer les cellules nerveuses et devenir neurotoxiques. Car c'est seulement une fois que les composés lipophiles sont passés à travers la membrane des cellules que l'organisme met en place toute une série de réactions pour tenter de s'en défendre et de les neutraliser. La première d'entre elles est de chercher à les expulser. Un système de transport membranaire assure cette tâche. Si cela ne suffit pas, une machinerie enzymatique (enzymes de métabolisme des xénobiotiques, EMX) se met en branle pour transformer les molécules hydrophobes en composés hydrophiles, ce qui facilitera leur élimination dans les urines. L'essentiel de cette machinerie complexe se situe au niveau du foie.

Le foie : centre antipoison de l'organisme

Si les cellules sont pour partie capables de repousser les attaques chimiques, la plupart des toxiques transitent par le foie : c'est là que réside notre véritable « centre antipoison ». L'action permettant de neutraliser les xénobiotiques lipophiles se fait progressivement par le biais d'enzymes de biotransformation qui vont modifier les substances indésirables qui n'ont pu être expulsées directement par les cellules[1]. Le premier type d'enzymes entrant en action sont dites de métabolisation (fonctionnalisation) et sont

1. Dans certains cas, il est possible de doser les métabolites finaux dans les urines, ce qui peut être très utile en médecine professionnelle pour déterminer l'exposition aux xénobiotiques.

des (métallo-)protéines à base de fer[1]. Malheureusement, cette première transformation n'est généralement pas suffisante car la substance obtenue n'est pas assez soluble par l'eau (sa partie lipophile restant trop importante). Un second type d'enzymes, dites enzymes de transfert (les transférases), entrent alors en action. Elles vont ajouter une petite molécule endogène polaire, par exemple une entité sulfate, afin que l'ensemble devienne soluble dans l'eau et puisse être éliminé dans les urines. En plus, au niveau du foie, il existe aussi une autre voie d'élimination des composés xénobiotiques lipophiles indésirables, qui passe par l'intestin, plus exactement par la bile déversée dans les intestins et, au final, en grande partie dans les fèces. Ainsi, une machinerie complexe existe pour chasser les intrus (chimiques) comme celle du système immunitaire contre les micro-organismes. Mais, bien que l'organisme ne soit pas dénué de recours, on comprend qu'il faut coûte que coûte limiter le contact avec toutes les substances chimiques de synthèse.

Le tissu graisseux en partie protecteur

À ce niveau, vous vous demandez certainement quel nouveau paradoxe va encore vous être exposé. Comment le tissu graisseux ou adipeux peut-il jouer un rôle protecteur, alors qu'il stocke des toxiques, les « lipophiles » ? Il faut savoir que le tissu adipeux a de multiples fonctions, de réserve énergétique bien sûr, d'isolation aussi. Il agit comme une glande (tissu endocrine) car il sécrète de nom-

1. De structure proche de celle de l'hémoglobine (le pigment sanguin transporteur du dioxygène), elles vont oxyder le xénobiotique liposoluble en un métabolite primaire moins soluble dans les graisses.

breuses substances hormonales (leptine) qui agissent sur le comportement alimentaire, sur la régulation des apports énergétiques, mais aussi sur le degré d'inflammation des vaisseaux sanguins (paroi vasculaire). Tout cela est de mieux en mieux documenté, mais nous voulons ici nous borner à exposer le rôle de ce tissu adipeux vis-à-vis de certains polluants (les polluants organiques persistants que sont les dioxines, les PCB, les polybromés). Le tissu adipeux a un effet protecteur car, en cas d'apport massif, il absorbe les polluants et les emprisonne. Il protège donc contre les intoxications aiguës. Il sert en quelque sorte d'éponge mais, dans le même temps, il provoque une exposition latente et chronique car l'élimination de ces polluants est très progressive et, par exemple, en cas d'amaigrissement trop rapide, les polluants qui, schématiquement, ne sont plus accrochés aux graisses qui fondent peuvent contribuer à l'« intoxication » d'organes plus sensibles comme l'appareil génital ou le cerveau.

En résumé, en situation normale, grâce aux enzymes du foie, l'organisme peut transformer de nombreuses substances en les solubilisant pour qu'elles soient éliminées par les urines ou par la bile puis les fèces. Tout se complique, avec l'exposition à un nombre incalculable de molécules nouvelles, les xénobiotiques de synthèse. L'augmentation des maladies chroniques comme les cancers, les maladies neurologiques, l'obésité, le diabète, l'infertilité s'expliquent pour une grande partie par ces expositions. La situation actuelle est fort préoccupante. Mais, individuellement, il est pourtant possible de se protéger, d'une part en mettant tout en œuvre pour limiter les expositions et d'autre part en veillant au « bon fonctionnement » de son centre antipoison qu'est le foie.

Comment aider concrètement l'organisme à neutraliser les substances toxiques ?

Renforcer les défenses de l'organisme contre les micro-organismes est une préoccupation millénaire de l'homme qui a conduit notamment à l'hygiène et à la fabrication de vaccins. Il est donc tout à fait légitime de chercher aujourd'hui à renforcer la détoxification vis-à-vis des produits chimiques. Mais ici, force est de constater que nos connaissances sur les moyens d'y parvenir restent encore modestes, les études étant peu nombreuses. En revanche, il s'agit d'un créneau commercial surexploité – la détox – pouvant abuser beaucoup de monde. Il existe néanmoins quelques repères, des usages traditionnels et des études scientifiques qui indiquent la voie à suivre. Répétons avant tout qu'il faut protéger le foie (se reporter au guide en fin d'ouvrage, p. 262).

Limiter l'absorption de substances toxiques

Une étude assez récente[1] montre qu'il existe d'autres possibilités de se « détoxifier », en particulier par les apports en chlorophylle, pigment présent dans tous les légumes de couleur. Il a été démontré qu'une addition de chlorophylle dans l'alimentation (étude expérimentale chez l'animal) réduit le risque de cancer de plus de moitié (étude sur cancer du foie et de l'estomac). L'explication avancée est que la chlorophylle se combine avec le polluant dans l'intestin et empêche son assimilation

1. "Cancer chemoprevention by dietary chlorophylls : A 12,000-animal dose-dose matrix biomarker and tumor study", T.J. McQuistan, M.T. Simonich, M.M. Pratt *et al.*, *Food Chem. Toxicol.*, November 3, 2011.

en entraînant son élimination (phénomène de chélation). D'une manière générale, les végétaux, par leurs fibres, emprisonnent les polluants et, en accélérant le transit, limitent leur contact avec les parois de l'intestin, ce qui participe également à réduire leur absorption. Les végétaux sains (évidemment, il faut qu'ils ne soient pas eux-mêmes pollués par des résidus de pesticides !), riches en fibres et colorés (choux, haricots verts) seraient donc d'excellents aliments « détox ». Différentes études et un travail de synthèse réalisé par un étudiant en 2012[1] pointent le rôle que pourraient jouer les bactéries du côlon, la flore bactérienne ou microbiote. Ainsi, il semble que certaines souches de lactobacilles puissent séquestrer le cadmium, l'arsenic et le plomb. Elles empêcheraient ainsi leur absorption par les cellules du tube digestif. Il s'agit d'une piste intéressante dans l'utilisation de probiotiques.

La piste des vaccins

Une autre piste, concernant les métaux traces, porte sur les moyens de stimuler les protéines chimiokines (type CC). Ces petites protéines, actuellement surtout connues pour leur fonction de sentinelles du système immunologique, protégeraient aussi le cerveau contre la neurotoxicité du mercure. On pourrait imaginer leur injection sur un mode vaccinal pour neutraliser certains éléments toxiques. De nombreuses recherches sont, bien sûr, encore nécessaires, mais un certain nombre de voies d'avenir s'ouvrent.

1. Marc Alberto Monachese, "Sequestrations of lead, cadmium and arsenic by lactobacillus species and detoxication potential", Master of Science, University of Western Ontario, juin 2012.

L'importance insoupçonnée de l'activité physique

L'activité physique est aussi un bon moyen pour éliminer en partie les polluants d'origine environnementale. Ainsi, en comparant un groupe de personnes sédentaires à un autre, sportif, par l'analyse des urines, on s'est aperçu que les sportifs éliminaient deux fois plus vite le cadmium, ainsi que d'autres métaux traces toxiques[1]. Même si le mécanisme de cette détoxification n'a pas encore été clairement identifié, il s'agit d'un élément peu onéreux, et facile à mettre en application ! Inutile d'en attendre la preuve absolue.

Autres pistes détoxifiantes

Une alimentation riche en oméga 3

La pollution atmosphérique et ses microparticules ont des effets délétères sur le cœur. Il semblerait qu'une amélioration se produise avec une consommation accrue d'aliments riches en oméga 3. En fait, l'effet serait indirect, par le biais d'une meilleure protection cardiovasculaire.

Un peu de gelée royale

Aussi surprenant que cela puisse paraître, la gelée royale aurait un effet détoxifiant en ce qu'elle favori-

1. "Comparison of urine toxic metals concentrations in athletes and in sedentary subjects living in the same area of Extremadura (Spain)", F. Llerena, M. Maynar, G. Barrientos, *et al.*, *Eur. J. Appl. Physiol.*, December 17, 2011.

serait l'élimination de toxines. Une expérience menée par le Pr Enomoto[1] d'Okayama sur des souris soumises à des substances radioactives lui a permis de noter une diminution de la concentration de ces substances plus importante chez celles qui avaient consommé de la gelée royale. Les mécanismes sont mal identifiés et des travaux plus approfondis sont de mise, mais il s'agit d'une voie intéressante.

L'importance de la qualité de l'eau

Une bonne hydratation grâce à une eau de qualité est un paramètre important à prendre en compte. L'eau étant le principal constituant du corps humain, la qualité de celle-ci est essentielle au bon fonctionnement de l'organisme. En outre, c'est dans le milieu aqueux de l'organisme (sang, lymphe, cellules) que de nombreuses réactions ont lieu. Plus on absorbe de l'eau ayant des composés chimiques indésirables, plus des interactions fâcheuses risquent de perturber le métabolisme. Pour se détoxifier correctement, l'eau absorbée doit être le plus pure possible.

1. Le professeur Enomoto a présenté lors de la conférence sur la nutrition donnée par la Japan Society of Nutrition and Food Science à l'université Tohoku le 20 mai 2012 une expérience qui a consisté à comparer les effets de la gelée royale sur l'organisme de souris exposées à des substances radioactives. Huit rongeurs ont reçu une faible quantité de strontium, de césium et d'iode 13. La moitié de ces souris ont ensuite consommé de la gelée royale. L'examen des urines montrait une élimination plus rapide des substances nocives. Il semblerait que la gelée royale puisse stimuler le métabolisme et entraîner une diurèse plus importante, d'où une élimination accrue des toxines. Bien sûr, le nombre de souris incluses dans le protocole expérimental est faible et d'autres études seront indispensables, mais il s'agit d'une piste à ne pas négliger et peut-être à étendre à l'analyse d'autres toxiques.

Limiter l'usage des médicaments

S'occuper des toxiques sans mener au préalable une réflexion sur les médicaments n'aurait pas de sens. Deux aspects sont à considérer : le rapport bénéfice/risque, ce que tout médecin doit évaluer avant de prescrire, et une remise à plat des médicaments destinés aux personnes âgées. Cette démarche est urgente, et il est indispensable de redéfinir dans bien des cas les posologies pour limiter les effets délétères.

CONCLUSION

PERSPECTIVES POUR L'AVENIR

Alors que les maladies se développent, que des études documentent ces phénomènes, on essaie d'étouffer l'évidence, de remettre en cause le lien entre certains composés de la chimie de synthèse et les pathologies émergeantes. Les polluants sont pourtant destructeurs de vie et d'emplois. Comme nous l'avions signalé dans un précédent livre[1], 45 % des Français souffrent de troubles ou maladies chroniques. Or sans parler du facteur humain, qui est incalculable, il y a un coût de la maladie. Une personne atteinte d'un cancer, de diabète ou qui a eu un infarctus est *de facto* moins performante au travail et devrait adapter ses horaires, sans parler des multiples coûts indirects, en premier lieu le coût pour la collectivité : selon les chiffres de la Caisse nationale d'assurance maladie, 83 % des dépenses de santé de la Sécurité sociale sont liées aux maladies chroniques dont une part certaine est due aux facteurs environnementaux. Par ailleurs, c'est aussi le travail lui-même qui peut entraîner des maladies. Ce constat a présidé à la mise en place de la « médecine du travail » (depuis 1946, puis transposition des directives européennes en 1991) dont l'objet est d'identifier des risques et de les prévenir. Malheureusement, même si des progrès sensibles

1. *Mes ordonnances alimentaires*, Les Liens qui libèrent, 2010.

ont été enregistrés, les limites du dispositif sont de plus en plus montrées du doigt. Annie Thebaud-Mony, chercheuse à l'Inserm, déclarait il y a peu : « Les lobbies industriels sont très agressifs sur la question des cancers professionnels et déploient des stratégies impressionnantes pour éviter la reconnaissance des maladies professionnelles[1]. » Et d'ajouter : « On retrouve ce qui s'est passé sur l'amiante – le déni du lien entre l'exposition et la maladie – dans les domaines des pesticides ou des produits pétroliers. » La chercheuse avait par exemple montré, dans les années 1990, que le recours à la sous-traitance par l'industrie nucléaire permettait de rendre moins visible l'exposition des travailleurs à la radioactivité[2]. Cette pratique s'est selon elle étendue à d'autres industries, notamment celles des produits toxiques : « On manque d'un suivi professionnel des travailleurs concernés, ce qui permet de faire disparaître le problème de santé. [...] De plus en plus, la recherche en santé du travail est financée par des industriels juges et parties. » Elle souligne l'impunité de la « criminalité industrielle[3] », et le manque de moyens de la justice en matière de santé du travail. Annie Thebaud-Mony a mis en conformité ses analyses et ses actes de façon spectaculaire, en refusant la légion d'honneur en juin 2012.

La révolution toxicologique

Nous avons démontré, notamment avec les perturbateurs endocriniens, qu'il n'existait pas nécessairement de linéarité dans les effets négatifs des substances

1. *Le Monde*, 8 août 2012.
2. *L'industrie nucléaire. Sous-traitance et servitude*, Inserm, 2000.
3. *Le Monde*, 8 août 2012.

chimiques et que même de très faibles doses pouvaient être délétères. On commence à mieux comprendre les mécanismes du développement des maladies environnementales et de leur transmission, et on entrevoit – ce qui est tout à fait nouveau ! – que les maladies contractées par la pollution peuvent elles-mêmes se transmettre de génération en génération (effet transgénérationnel). L'environnement peut influencer l'expression des gènes, ce qui pourra être très lourd de conséquences pour l'espèce humaine si on ne réagit pas à temps : c'est la notion d'épigénétique[1]. Comme le soulignait il y a peu le chercheur Robert Barouki, directeur de recherche à l'Inserm, il apparaît de plus en plus clairement qu'« au niveau moléculaire, l'hypothèse d'une programmation fonctionnelle se produit au cours du développement, notamment en période périnatale. Les molécules en cause dans l'origine des maladies [ultérieures] ne modifient pas la structure des gènes et, jusqu'à présent, on ne comprenait pas comment elles pouvaient entraîner l'apparition de maladies à l'âge adulte[2]. » Ainsi, l'expression des gènes peut être affectée par des facteurs environnementaux, c'est-à-dire les xénobiotiques d'origine chimique, sans que le gène lui-même – le génome – ne soit modifié. Dans la lignée de celles de Robert Barouki, de nombreuses recherches produisent des arguments inquiétants étayant l'influence négative de certains composés chimiques lors de l'exposition pendant la période périnatale (période de la vie probablement la plus vulnérable), qui favoriserait l'apparition de diffé-

1. Nous avons développé cette notion dans *Je maigris sain, je mange bien*, *op. cit.*

2. « La toxicologie réglementaire ne suffit plus », interview par Paul Benkimoun, *Le Monde*, 18 mai 2012.

rentes maladies dans l'enfance et à l'âge adulte. Force est de constater que les critères classiques de la toxicologie ne rendent plus compte de la réalité.

Au lieu de prendre le problème à bras-le-corps, les autorités européennes n'ont rien trouvé de mieux que de rester dans un cadre obsolète, en cherchant à définir récemment des « seuils toxicologiques de préoccupation ». Or, outre le fait qu'elle prend insuffisamment en considération les études scientifiques alarmantes, cette nouvelle notion est particulièrement floue. L'Europe avait pourtant timidement suggéré une réglementation contraignant les industriels à prouver l'innocuité de leurs produits avant leur mise sur le marché, et imposant que la charge de cette preuve leur reviendrait avec le protocole REACH. Pourquoi cela n'a-t-il pas été imposé plus tôt ? Et surtout, cela sera-t-il respecté ? Comme le dénonçait André Picot lors de l'un de nos entretiens, le calendrier du programme REACH ne pourra pas être tenu car nous manquons de milliers d'experts en toxicologie en Europe, particulièrement en France. Notre pays, assure-t-il, est en déficit de formation. Pour démontrer l'innocuité des produits, les industriels se tournent de plus en plus vers les laboratoires asiatiques... « 95 % des molécules mises sur le marché n'ont pas été correctement testées », ajoute-t-il. Joue-t-on ainsi la montre et hypothèque-t-on les décennies à venir au profit de certains industriels ?

En amont, le lobbying des représentants des industriels est intense, qui vise à contrecarrer les grands principes du droit de l'environnement (charte de l'environnement, droit européen et international) avec la remise en cause partielle ou totale du principe de prévention, nous l'avons vu, et aussi celui de pollueur-payeur – c'est ce dernier aspect qui les soucie le plus. Ils ne cessent de discuter les critères environnementaux, pourtant définis par la loi RSE (responsabilité sociale des entreprises), correspondant à la contribution des entreprises aux enjeux de développement durable, qu'ils considèrent comme coercitifs. Certes, ils dénoncent à juste titre le fait que ces contraintes environnementales s'appliquent aux entreprises françaises et européennes et pas suffisamment à celles hors de cette zone (notamment asiatiques), ce qui entraîne une perte de compétitivité. On frise l'absurdité lorsque les industriels européens abandonnent la production de composés pour éviter des analyses longues et coûteuses, et les rachètent eux-mêmes à prix beaucoup plus élevé à l'étranger[1] ! Pour qu'effectivement ne puissent être importés que des produits respectant les codes du travail et de l'environnement en vigueur en Europe, il est indispensable que la démarche soit soutenue par une réelle volonté politique. Or les signaux de fermeté manquent.

Contrôlés et contrôleurs ont besoin de mieux connaître leurs droits et leurs devoirs, et la législation doit évoluer pour faciliter la tâche de tous et assurer une protection efficace des consommateurs. Cela passe au premier chef par la lutte contre la dépendance directe ou indirecte aux industriels des organismes de contrôle. La situation est alarmante. Ainsi, un rapport récent publié par des ONG[2] a mis en doute l'indépendance des recommandations formulées par l'agence sanitaire européenne (Efsa),

1. L'exemple de Total-Arkema est à cet égard emblématique : « Total vendait des intermédiaires bromés pour la fabrication de médicaments mais, désormais, les industries pharmaceutiques françaises les rachètent beaucoup plus cher à des laboratoires étrangers » (André Picot).

2. « Conflits indigestes », Corporate Europe Observatory (CEO), Earth Open Source (EOS), soutenu par les ONG françaises Réseau Environnement Santé (RES) et Générations Futures (GF), février 2012 : http://

qui est au cœur de plusieurs polémiques. Il pointe le fait que l'Autorité européenne de sécurité des aliments s'appuie sur des données fournies par des experts de l'industrie pour évaluer l'impact des pesticides et des additifs alimentaires. Cela soulève des doutes sérieux quant à la pertinence et à la fiabilité des recommandations émises par les « autorités » sanitaires. « Notre enquête montre que les intérêts industriels ont pénétré au cœur de l'Efsa », a déclaré Nina Holland du CEO. Fin 2012, c'est la Cour des comptes des 27 pays membres de l'Union européenne qui mettait elle-même en avant l'existence d'« évaluations discutables ». Rappelons brièvement qu'en 2012 la présidente du conseil d'administration de l'Efsa a quitté cette structure publique (limogeage ? démission ?) pour prendre immédiatement des responsabilités au sein de l'ILSI (International Life Science Institution), qui n'est autre qu'un lobby de l'industrie agroalimentaire comptant 400 membres (dont les plus grands, Monsento, Syngenta...). Que penser de la protection des consommateurs européens ? La conclusion du CEO est sans appel : « La façon dont l'Efsa travaille doit être complètement révisée. »

Il faut enfin évoquer d'autres types de turpitudes, qui se situent au niveau plus fondamental de l'accès aux données et de la circulation des études, comme le cas dénoncé par le *British Medical Journal*[1]. Dans un article concernant les essais thérapeutiques, le BMJ soulignait que l'on devrait pouvoir consulter l'ensemble des études

reseau-environnement-sante.fr/wp-content/uploads/2012/02/conflits_indigestes.pdf

1. "Effect of reporting bias on meta-analyses of drug trials : reanalysis of meta-analyses", B. Hart. *et al., BMJ* 2011 ; 344 ; d 7202 doi : 10.1136/bmj.d7202.

sur un sujet, c'est-à-dire également celles qui n'ont pas été publiées. Actuellement, quand les résultats sont défavorables – c'est-à-dire souvent non conformes à ce qui est initialement attendu par les industriels –, il est aisé de les faire passer discrètement à la trappe ! Les autorités européennes et nationales, là aussi, doivent être vigilantes. Bien sûr, il n'est pas question ici des études qui n'ont pas fait l'objet d'une publication en raison de leur manque d'intérêt ou parce qu'elles ont été rejetées par des comités de lecture, mais bel et bien de l'accessibilité à l'ensemble des études menées. En effet, elles sont nécessaires à ce que l'on appelle les méta-analyses, sortes de super-études qui rassemblent tous les éléments concernant un sujet, et à partir desquelles seront tirées des orientations et des recommandations. S'il manque celles qui dérangent, les choix faits sur la base de résultats partiels ne peuvent être qu'imparfaits.

Le fait est patent, la société industrielle actuelle génère des risques pour la santé et celle des générations futures et, de façon évidente, pour l'environnement. La solution passe par une gouvernance responsable et des technologies innovantes et non polluantes. Il est indispensable de bien comprendre que « les facteurs qui rendent acceptable ou non une technologie aux yeux des citoyens ont plus trait à la confiance, ou non, envers les institutions qui les gèrent, qu'à la connaissance scientifique* ». La puissance publique doit commencer par prendre clairement position entre le droit au secret industriel et le droit de savoir des consommateurs, et le droit à un environnement sain. La science, l'industrie et la politique sont capables, en s'en donnant les moyens, d'assurer cette évolution.

* Centre d'analyse stratégique : « Comment débattre des nouvelles technologies » (8 novembre 2011).

Écologiser la société

Il ne faut pas opposer une démocratie représentative (élus locaux, députés, sénateurs...) et ses insuffisances à une démocratie participative (associations, ONG...) idéale. Si les acteurs de cette dernière permettent de faire bouger les lignes, les institutions et les politiques, il ne faut pas pécher par excès de naïveté. Certaines associations représentent parfois des intérêts cachés, peuvent être manipulées ou créées de toutes pièces de façon occulte par les industriels eux-mêmes ou par des groupes de pression, notamment politiques. Vincent Chriqui, par exemple, directeur général du Centre d'analyse stratégique, lors d'un colloque[1] jugeait que « les choses doivent se faire dans la transparence, dans la démocratie. Cela ne veut pas dire qu'il y a un moment où l'on décide, même contre l'avis de certains, mais que l'on ne décide pas sans avoir eu un temps pour que chacun puisse s'exprimer et faire part de son avis ». Si depuis les années 1960 le degré de conscience des politiques avait été suffisamment proche de celui d'A.W. Willcox et de J.F. Kennedy, on aurait évité bien des drames humains, et une meilleure gestion des ressources naturelles aurait sans doute été possible. Le développement de nombreuses maladies dites de civilisation (diabète, obésité, maladies cardio-vasculaires, cancer, etc.), dû pour partie aux polluants dans l'environnement, aurait pu être bien mieux maîtrisé. Les pouvoirs publics ne sont pas inactifs mais ils agissent très insuffisamment compte tenu des enjeux, et encore le font-ils le plus souvent sous la pression des associations, des élus et de la presse.

1. « Comment débattre des nouvelles technologies », 8 novembre 2011.

La communauté scientifique se mobilise aussi un peu plus chaque jour pour mettre en œuvre des moyens visant à limiter la pollution et pour que soient proposées des actions protectrices pour la santé et l'environnement. Pour cela, elle doit lutter contre les scientifico-sceptiques de tous bords car la sensibilisation est encore loin d'être généralisée. Des scientifiques, des sociétés savantes et divers instituts tirent régulièrement la sonnette d'alarme. Ainsi, par exemple, dès 2006, lors d'un congrès de la Société européenne de pneumologie, des médecins et des chercheurs avaient demandé aux instances européennes d'agir en soulignant que les valeurs limites des particules fines et ultrafines retenues dans le projet de directive concernant l'air n'étaient pas assez basses, en rappelant qu'« il [était] prouvé que ces polluants émis principalement par les véhicules et les usines [étaient] impliqués dans la survenue de maladies à plus ou moins long terme, comme le cancer du poumon, l'asthme ou les maladies cardio-vasculaires ». Par la suite, le Conseil supérieur d'hygiène publique de France allait dans le même sens, estimant notamment que le plafond de concentration fixé [pour les PM 2,5] « ne garanti[ssai]t pas la protection de la santé de la population » et concluait que « l'adoption du texte proposé, en l'absence d'amendement, constituerait une régression préjudiciable d'un point de vue de santé publique[1] ».

Il existe aussi d'autres formes d'actions, menées par des personnalités de divers milieux : économistes, politiques, associations, qui œuvrent pour que les aides aux entreprises les plus polluantes soient revues, voire

1. APM du 5 septembre 2006.

brisées net. Les « avantages concédés à la pollution représentent chaque année plusieurs milliards d'euros de dépenses pour l'État », notamment par le biais des exonérations de taxe sur le kérosène pour les avions, le remboursement partiel de la taxe sur l'énergie aux transporteurs routiers. Guillaume Sainteny, économiste, maître de conférences à l'École polytechnique, va plus loin : « La France a jusqu'ici peu utilisé l'outil fiscal au profit de la protection de la biodiversité et du climat. Au contraire, [...] la fiscalité française et les ressources publiques qu'elle procure ont davantage contribué à leur dégradation qu'à leur gestion durable. »

La prise de conscience doit se faire à la fois sur les aspects de la biodiversité – optique naturaliste – et les risques sanitaires – optique santé –, qui ne sont pas contradictoires. De nombreux chercheurs participent à l'élaboration de techniques de développement durable non polluantes et innovantes, à l'instar du chimiste Stéphane Sarrade, en charge du département de physicochimie de Saclay (CEA), pour qui une approche industrielle différente, suffisamment respectueuse de l'environnement, est possible. Il indique ainsi dans l'un de ses écrits[1] que « l'énergie qui fera avancer notre siècle prendra toutes les formes imaginables et devra, si possible, être renouvelable et non émettrice de gaz à effet de serre », et insiste judicieusement sur le fait que la chimie de demain devra être « au service de l'environnement, [elle] n'a pas d'autres perspectives que de devenir irrémédiablement durable »... Ajoutons qu'elle aurait toujours dû avoir comme seule ambition d'être

1. Stéphane Sarrade, *La Chimie d'une planète durable,* Le Pommier Essais, 2011.

au service de l'homme, de la société et de l'environnement. La chimie du carbone liée au pétrole devrait prochainement, espérons le plus rapidement possible, appartenir au passé. L'avenir qui se profile sera celui de l'hydrogène, de la gazéification de la biomasse, mais aussi par exemple de la culture de micro-algues, qui peuvent contenir jusqu'à 60 % de matières grasses utiles à des fins énergétiques ou cosmétiques. Face à ces perspectives prometteuses, espérons qu'à travers le monde l'attrait pour le gaz de schiste ne freinera pas ce processus. Se passer de solvants organiques est aussi, du point de vue technique, parfaitement réalisable dans un grand nombre de situations. Prenons par exemple le cas concret du café décaféiné. On a utilisé pendant longtemps différents solvants organiques, dont du dichlorométhane, dont les résidus pouvaient être toxiques (atteintes neurologiques), classé cancérogène de la classe 2 B (p. 32). Or un procédé assez simple a depuis été mis au point, qui consiste à entraîner les molécules de caféine hors du café par l'action de la pression (technique dite du CO_2 supercritique), qui permet d'isoler la caféine. Concernant l'hydrogène, qui est à la fois le constituant principal de l'eau (H_2O) et le carburant utilisé pour le lancement des fusées, pourquoi ne pas songer à l'appliquer aux voitures par le biais de techniques innovantes, avec, bien sûr, quelques précautions indispensables pour éviter les risques d'explosion ? L'hydrogène est présent dans le méthane CH_4 produit par la décomposition des matières organiques ; on peut le promouvoir via la technique de la méthanisation. Le CH_4, sous l'action de la chaleur, donne ensuite du H_2, l'hydrogène, et du CO_2. Pour réduire la production de CO_2, le gaz carbonique, il existe des techniques ; il est également possible de faire produire de l'hydrogène à des bactéries et des micro-algues.

On pourrait multiplier les exemples : l'eau, qu'on a les moyens de recycler à partir d'urines, comme dans les navettes spatiales, l'énergie, qui peut être trouvée dans la nature, l'hydrogène, le solaire, le vent, etc., et, quoi qu'en disent certains, ces derniers à un niveau capable de couvrir les besoins. Ce bref aperçu a simplement pour but de nous rappeler, insistons sur ce point, que d'innombrables solutions techniques existent grâce à l'imagination et au talent de multiples chercheurs du public et du privé, et que d'autres restent à inventer. Supprimer les solvants organiques (trichloréthylène, etc.) n'est donc pas un problème en soi : les remplacer par des extractions par pression, des solvants (comme l'eau) est possible, tout comme trouver de nouvelles sources d'énergie, repenser le devenir des déchets. Le défi se situe précisément là et, avec lui, des axes de croissance possibles.

L'encadrement réglementaire doit être renforcé : ce n'est pas aux entreprises de décider ce qu'il y a lieu de faire face aux risques sanitaires et environnementaux, mais à l'instance politique. L'Agence européenne des produits chimiques (Echa) quant à elle a ouvert à la consultation publique et à l'analyse un nouveau lot de substances dangereuses :

– cancérogènes, mutagènes ou toxiques pour la reproduction (CMR) ;
– persistantes, bioaccumulables et toxiques ;
– substances identifiées, à partir de preuves scientifiques comme provoquant des effets graves pour la santé humaine ou l'environnement.

Soulignons que l'échec du principe de responsabilité incombe à l'industrie, d'autant que les bénéfices alléchants et rapides semblent passer bien avant toute autre considération. Il est totalement anormal que la collectivité supporte les coûts de la pollution alors que certains industriels peuvent être tenus pour responsables directs d'émissions polluantes. Les capacités techniques existent pour une industrie propre. Du point de vue idéologique, la pensée aujourd'hui dominante considère que toute l'action économique doit être tournée vers la croissance. Une partie du débat doit se situer au niveau des besoins. Ils augmentent – le plus souvent artificiellement, par des offres inutiles –, le public étant conditionné par un système marketing et par la publicité. Ceux-ci n'engendrent pourtant que des frustrations car, par essence, les besoins matériels, quasiment illimités, ne sont jamais satisfaits ! Quelle tragédie ! Le gaspillage, quant à lui, est généralisé et accepté comme un corollaire. Le fait qu'il faille produire toujours plus, clé de voûte du système actuel, entraîne une accumulation de déchets inquiétante. Leur recyclage – imparfait – a créé de nouveaux profits pour différents opérateurs. Or 80 % des charges concernant les déchets (collecte, traitement) sont financés par les contribuables, via notamment les impôts locaux. Pour être précis, 7 milliards par an, soit en moyenne 500 euros par an et par famille[1] ! Certes, la taxe sur les activités polluantes (TGAP) va être augmentée, mais le coût sera répercuté sur le produit fini, donc sur le consommateur. Il faudrait avant tout agir en amont, par exemple en réduisant emballages et packaging, et, d'une manière générale, ne plus rien produire qui ne puisse être réellement recyclé. Encore faut-il s'entendre sur ce terme car, pour certains, l'in-

1. *Le Figaro*, 10 septembre 2012.

cinération est du recyclage. C'est faux ! Il est indispensable de remettre radicalement en cause le *statu quo* actuel, qui repose sur une schizophrénie et, pour cela, de travailler politiquement à « écologiser » la société, quelle que soit la tendance politique. Il faut organiser sur le plan stratégique, individuel et collectif un développement adapté et responsable dont l'objectif absolu devrait être tout simplement zéro déchet. Toute l'histoire des technologies est faite de bonds en avant associés à des résistances inévitables mais l'évolution doit se faire vers plus de sécurité grâce à la science et à son bon usage.

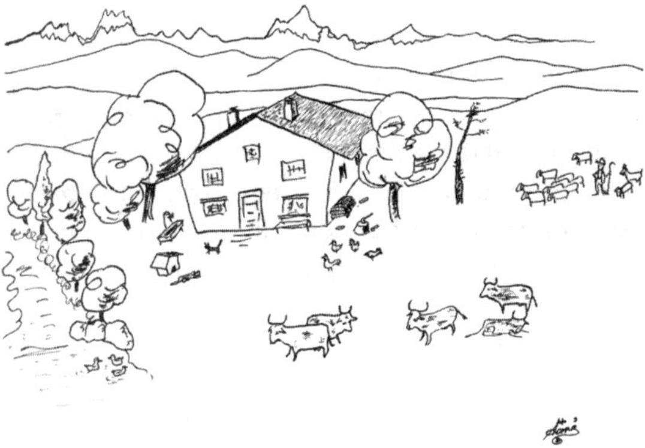

Guide
des toxiques à éviter

1

LES DIX COMMANDEMENTS ANTITOXIQUES

1. Sur moi je compte. Je ne suis plus naïf au point de croire que tout ce qui est commercialisé a été suffisamment évalué. Le livre antitoxique me donne les clés nécessaires pour éviter les pièges.
2. Je me déconditionne de la malbouffe : le moins possible de produits transformés industrialisés, mais des aliments bruts, frais ou surgelés. Si j'ai quelques aliments transformés en dépannage, la règle est de ne pas choisir ceux qui ont plus de 3 additifs (E) : gare aux effets cocktails !
3. Je préfère le bio : il m'expose moins aux produits chimiques et aux résidus de pesticides. Il ne s'agit pas de consommer tout-bio mais le plus possible.
4. Je me méfie de nombre d'emballages et de multiples ustensiles de cuisine. Je privilégie le verre, l'inox, la céramique (la vraie), la fonte.
5. Pour la maison, j'utilise le moins possible de produits détergents et ceux contenant des solvants (autres que l'eau). J'adore le bicarbonate de soude et le vinaigre blanc depuis que j'ai franchi le pas et que je sais les utiliser. Non merci aux colorants et autres parfums de synthèse !
6. Pour ma peau, j'ai compris que le label Écocert et l'Écolabel européen m'offrent plus de garantie.
7. Sur mes vêtements je porte un autre regard. Je décrypte l'étiquette et privilégie les labels Bio Équitable, Écolabel européen et Max Havelaar.
8. De l'eau du robinet je boirai. Mais jamais avant de m'être informé de sa composition (www.eaupotable.sante.gouv.fr).
9. De mon foie je pense à m'occuper : c'est mon usine détox qui doit fonctionner le mieux possible. Vive la feuille d'artichaut, même si elle est un peu amère !
10. De ma cigarette je me sépare à jamais : c'est la source numéro 1 de pollution.

2

PROTÉGER LE FOIE

– Limiter la concentration des toxiques arrivant au foie par la circulation sanguine par une stratégie d'évitement de nombreux produits chimiques alimentaires et ménagers.
– Limiter l'apport en graisse animale, qui est une source de polluants.
– Faire attention à un excès d'apport en sucre, celui-ci pouvant se transformer en graisse pour le foie. Cela concerne surtout l'excès de fructose industriel ajouté aux aliments (jus industriels, produits transformés divers...).
– Limiter l'apport en boissons alcoolisées qui, selon la dose, altèrent le foie.
– Prendre des tisanes protectrices du foie. Le principe actif est solubilisé dans l'eau chaude.
Les plantes réputées protectrices :
• Usage traditionnel :
Artichaut (feuilles, mais amer), boldo (feuille), cassis (feuille), aubier de tilleul (écorce), bardane (racine, un peu amère), reine-des-prés (somites fleuries), épine-vinette (écorce de la racine, mais plante peu abondante), pissenlit (racines), mélisse (feuille).
• Tisanes, par exemple :
Artichaut 60 g, reine des prés 40 g, cassis 30 g, verveine 25 g (pour le goût). Prendre une cuillerée à soupe du mélange pour un bol, porter à frémissement, laisser infuser 10 minutes, filtrer et boire le soir en prévention par cure de 10 à 20 jours par mois ; cette tisane est à prendre plus souvent en cas de lésion du foie, ou pour le protéger, après avis médical.
– Alimentation équilibrée pour améliorer le fonctionnement du foie : en plus d'une alimentation peu grasse, pas trop sucrée, très parcimonieuse en boissons alcoolisées, il ne faut pas manquer de certaines vitamines, notamment les provitamines A

(fruits colorés), et consommer pourquoi pas régulièrement du radis noir, connu pour ses vertus protectrices.
– L'activité physique est aussi un bon moyen d'éliminer en partie les polluants d'origine environnementale.
– Limiter l'usage des médicaments est également indispensable, il ne faut en prendre que si le bénéfice attendu est supérieur au risque, car tous les médicaments ont des effets secondaires et se métabolisent au niveau du foie et/ou des reins.

3

LES ADDITIFS

Liste des additifs sans danger (en italique) dans l'état actuel de nos connaissances ; en gras ceux qui sont suspectés de poser divers problèmes selon certaines publications, ou d'être issus de procédés nano ou d'OGM, ou tout simplement de ne pas avoir été suffisamment évalués ou réévalués avec des critères plus exhaustifs.

Si le niveau de preuve de leur inconvénient (dangerosité) n'est pas toujours élevé pour certains et leur consommation occasionnelles a priori sans risque, la prudence s'impose, surtout pour tous ceux – et ils sont nombreux – qui sont nutritionnellement inutiles. Le principe de base, pour vous, doit être de limiter leurs apports en consommant des produits alimentaires bruts et le moins transformés possible. Nous marquons d'un astérique ceux à éviter en priorité, notamment ceux pouvant être nano (voir aussi à la p. 269 ceux issus des technologies OGM).

E100	*Curcumines*	**E128**	**Rouge 2 G**	**E150d**	**Caramel au sulfite ammoniacal**
E 101	**Riboflavine ou phosphate-5' de Riboflavine**	**E129**	**Rouge allura AC**	**E151**	**Noir brillant BN ou Noir PN**
E102	**Tartrazine***	**E131**	**Bleu patenté V**	*E153*	*Charbon végétal médicinal*
E104	**Jaune de quinoléine***	**E132**	**Indigotine ou carmin d'indigo**	**E154**	**Brun FK**
E110	**Sunset yellow FCF ou Jaune orange S***	**E133**	**Bleu brillant FCF**	**E155**	**Brun HT**
E120	**Cochenille ou acide carminique, ou carmins**	*E140*	*Chlorophylle ou chlorophylline*	*E160a*	*Caroténoïdes mélangés ou bêta-carotène*
E122	**Azorubine ou carmoisine***	*E141*	*Complexes cuivre-chlorophylles ou complexes cuivre-chlorophyllines*	**E160b**	**Rocou ou Bixine ou Norbixine**
E123	**Amarante**	**E142**	**Vert S**	*E160c*	*Extrait de paprika ou Capsanthine ou Capsorubine*
E124	**Ponceau 4R ou rouge cochenille***	**E150a**	**Caramel ordinaire**	*E160d*	*Lycopène*
E127	**Erythrosine**	**E150b**	**Caramel de sulfite caustique**	*E160e*	*Bêta-apocaroténol-8' (C 30)*
		E150c	**Caramel ammoniacal**		

E160f	*Ester éthylique de l'acide bêta-apocaroténique-8' (C30)*
E161b	*Lutéines*
E161g	*Canthaxanthine*
E162	*Rouge de betterave ou bétanine*
E163	*Anthocyanes*
E170	*Carbonate de calcium*
E171	**Dioxyde de titane***
E172	**Oxyde et hydroxyde de fer**
E173	**Aluminium***
E174	*Argent*
E175	*Or*
E180	**Lithol-rubine-BK**
E200	*Acide sorbique*
E202	*Sorbate de potassium*
E 203	*Sorbate de calcium*
E210	**Acide benzoïque***
E211	**Benzoate de sodium***
E212	**Benzoate de potassium**
E213	**Benzoate de calcium***
E214	**P- Hydroxybenzoate d'éthyle**
E215	**Ethyl P-Hydroxybenzoate de sodium**
E216	**P-Hydroxybenzoate de propyle**
E217	**Propyl P-Hydroxybenzoate de sodium**
E218	**P-Hydroxybenzoate de méthyle**
E219	**Méthyl P-Hydroxybenzoate de sodium**
E220	**Anhydride sulfureux ou dioxyde de soufre**
E221	**Sulfite de sodium**
E222	**Sulfite acide de sodium**
E223	**Disulfite de sodium**
E224	**Disulfite de potassium**
E226	**Sulfite de calcium**
E227	**Sulfite acide de calcium**
E228	**Sulfite de potassium**
E234	*Nisine*
E235	*Natamycine*
E239	**Héxaméthylènetétramine**
E242	**Bicarbonate de diméthyle**
E249	**Nitrite de potassium**
E250	**Nitrite de sodium**
E251	**Nitrate de sodium**
E252	**Nitrate de potassium**
E260	*Acide acétique*
E261	**Acétate de potassium**
E262	*Acétates de sodium*
E263	*Acétate de calcium*
E270	*Acide lactique*
E280	*Acide propionique*
E281	*Propionate de sodium*
E282	*Propionate de calcium*
E283	**Propionate de potassium**
E284	**Acide borique**
E285	**Tétraborate de sodium (Borax)**
E290	*Dioxyde de carbone*
E296	*Acide malique*
E297	*Acide fumarique*
E300	*Acide ascorbique*
E301	*Ascorbate de sodium*
E302	*Ascorbate de calcium*
E304	*Esters d'acides gras de l'acide ascorbique (palmitate d'ascorbyle ou stéarate d'ascorbyle)*
E306	*Extraits riches en tocophérols*
E307	*Alpha-tocophérol*
E308	*Gamma-tocophérol*
E309	*Delta tocophérol*
E310	**Gallate de propyle**
E311	**Gallate d'octyle**
E312	**Gallate de dodécyle**
E315	**Acide érythorbique**
E316	**Erythorbate de sodium**
E320	**BHA (Butylhydroxyanisol)***
E321	**BHT (Butylhydroxytoluène)**
E322	**Lécithines**
E325	*Lactate de sodium*
E326	*Lactate de potassium*
E327	*Lactate de calcium*
E330	*Acide citrique*
E331	*Citrates de sodium*
E332	*Citrates de potassium*
E333	*Citrates de calcium*
E334	*Acide tartrique*
E335	*Tartrates de sodium*
E336	*Tartrates de potassium*
E337	*Tartrate double de sodium et de potassium*
E338	**Acide phosphorique**
E339	**Phosphates de sodium**
E340	**Phosphates de potassium**
E341	**Phosphates de calcium**
E343	**Phosphates de magnésium**
E350	*Malates de sodium*
E351	*Malates de potassium*
E352	*Malates de calcium*
E353	*Acide métatartrique*
E354	*Tartrate de calcium*
E355	*Acide adipique*
E356	*Adipate de sodium*
E357	*Adipate de potassium*
E363	*Acide succinique*
E380	**Citrate de triammonium**
E385	**Calcium disodium EDTA ou éthylène-diamine-tétra-acétate de calcium disodium**
E400	*Acide alginique*

E401	*Alginate de sodium*
E402	*Alginate de potassium*
E403	*Alginate d'ammonium*
E404	*Alginate de calcium*
E405	*Alginate de propane-1,2 diol ou alginate de propylène glycol*
E406	*Agar-agar*
E407	**Carraghénanes**
E407a	**Algues Eucheuma traitées**
E410	*Farine de graines de caroube*
E412	*Gomme guar*
E413	*Gomme adragante ou tragacanthe*
E414	*Gomme d'acacia ou gomme arabique*
E415	*Gomme xanthane*
E416	*Gomme karaya*
E417	*Gomme tara*
E418	*Gomme gellane*
E420	**Sorbitol ou sirop de sorbitol**
E421	**Mannitol**
E422	*Glycérol ou glycérine*
E425	*Konjac ou gomme de Konjac ou glucomannane de Konjac*
E431	**Stéarate de polyoxyéthylène**
E432	**Monolaurate de polyoxyéthylène ou polysorbate 20**
E433	**Monooléte de polyoxyéthylène ou polysorbate 80**
E434	**Monopalmitate de polyoxyéthylène ou polysorbate 40**
E435	**Monostéarate de polyoxyéthylène ou polysorbate 60**
E436	**Tristéarate de polyoxyéthylène ou polysorbate 65**
E440	*Pectines (pectine - pectine amidée)*
E442	**Phosphatides d'ammonium**
E444	*Acétate isobutyrate de saccharose*
E445	*Esters glycériques de résines de bois*
E450	**Diphosphates**
E450a	**Diphosphate disodique**
E451	**Triphosphates**
E452	**Polyphosphates**
E459	*Bêta-cyclodextrine*
E460	*Cellulose ou cellulose microcristalline ou cellulose en poudre*
E461	*Méthylcellulose*
E463	*Hydroxypropylcellulose*
E464	*Hydroxypropylméthylcellulose*
E465	*Ethyléthylcellulose*
E466	**Carboxyméthylcellulose ou carboxyméthylcellulose de sodium ou gomme de cellulose**
E468	**Carboximéthylcellulose de sodium réticulée**
E469	**Carboximéthylcellulose hydrolysée de manière enzymatique ou gomme de cellulose hydrolysée**
E470a	*Sels de sodium, de potassium et de calcium d'acides gras*
E470b	*Sels de magnésium d'acides gras*
E471	*Mono- et diglycérides d'acides gras*
E472a	*Esters acétiques des mono- et diglycérides d'acides gras*
E472b	*Esters lactiques des mono- et diglycérides d'acides gras*
E472c	*Esters citriques des mono- et diglycérides d'acides gras*
E472d	*Esters tartriques de mono- et diglycérides d'acides gras*
E472e	*Esters monoacétyltartrique et di-acétyltartrique des mono- et diglycérides d'acides gras*
E472f	*Esters mixtes acétiques et tartriques des mono- et diglycérides d'acides gras*
E473	*Sucroesters d'acides gras*
E474	*Sucroglycérides*
E475	*Esters polyglycériques d'acides gras*
E476	*Polyricinoléate de polyglycérol*
E479b	**Huile de soja oxydée par chauffage ayant réagi avec des mono- et diglycérides d'acides gras**
E481	*Stéaroyl-2-lactylate de sodium*
E482	*Stéaroyl-2-lactylate de calcium*
E483	*Tartrate de stéaroyle*
E491	*Monostéarate de sorbitane*
E492	**Tristéarate de sorbitane**
E493	**Monolaurate de sorbitane**
E494	**Monooléate de sorbitane**
E495	**Monopalmitate de sorbitane**
E496	*Polyéthylèneglycol 6000*
E500	*Carbonates de sodium*
E501	*Carbonates de potassium*

E503	*Carbonates d'ammonium*
E504	*Carbonates de magnésium*
E507	*Acide chlorhydrique*
E508	*Chlorure de potassium*
E509	*Chlorure de calcium*
E511	*Chlorure de magnésium*
E512	*Chlorure d'étain*
E513	*Acide sulfurique*
E514	*Sulfates de sodium*
E515	*Sulfates de potassium*
E516	*Sulfates de calcium*
E517	**Sulfates d'ammonium**
E520	**Sulfate d'aluminium**
E521	**Sulfate d'aluminium sodique**
E522	**Sulfate d'aluminium potassique**
E523	**Sulfate d'aluminium ammonique**
E524	*Hydroxyde de sodium*
E525	*Hydroxyde de potassium*
E526	*Hydroxyde de calcium*
E527	**Hydroxyde d'ammonium**
E528	*Hydroxyde de magnésium*
E529	*Oxyde de calcium*
E530	*Oxyde de magnésium*
E535	**Ferrocyanure de sodium**
E536	**Ferrocyanure de potassium***
E538	**Ferrocyanure de calcium***
E541	**Phosphate d'aluminium sodique acide**
E551	**Dioxyde de silicium***
E552	**Silicate de calcium***
E553a	**Silicates de magnésium ou trisilicate de magnésium (sans amiante)***
E553b	**Talc (sans amiante)***
E554	**Silicate alumino-sodique***
E555	**Silicate alumino-potassique***
E556	**Silicate alumino-calcique***
E558	**Bentonite***
E559	**Silicate d'aluminium (kaolin)***
E570	*Acides gras*
E574	*Acide gluconique*
E575	**Glucono-delta-lactone**
E576	*Gluconate de sodium*
E577	*Gluconate de potassium*
E578	*Gluconate de calcium*
E579	*Gluconate ferreux*
E585	*Lactate ferreux*
E620	**Acide glutamique**
E621	**Glutamate monosodique ou glutamate de sodium**
E622	**Glutamate monopotassique**
E623	**Diglutamate de calcium**
E624	**Glutamate d'ammonium**
E625	**Diglutamate de magnésium**
E626	*Acide guanylique*
E627	*Guanylate disodique*
E628	*Guanylate dipotassique*
E629	*Guanylate de calcium*
E630	*Acide inosinique*
E631	*Inosinate disodique*
E632	*Inosinate dipotassique*
E633	*Inosinate de calcium*
E634	*S'-Ribonucléotide calcique*
E635	*S'-Ribonucléotide disodique*
E640	*Glycine et son sel de sodium*
E650	*Acétate de zinc*
E900	**Diméthylpolysiloxane**
E901	*Cire d'abeille blanche et jaune*
E902	*Cire de candelilla*
E903	*Cire de carnauba*
E904	*Shellac*
E905	**Cire microcristalline**
E907	**Poly-1-décène hydrogéné**
E912	**Esters de l'acide montanique**
E914	*Cire de polyéthylène oxydée*
E920	*L-Cystéine*
E927b	*Carbamide*
E938	*Argon*
E939	*Hélium*
E941	*Azote*
E942	*Protoxyde d'azote*
E943a	*Butane*
E943b	*Isobutane*
E944	*Propane*
E948	*Oxygène*
E949	*Hydrogène*
E950	**Acésulfame-K ou acésulfame de potassium**
E951	**Aspartame***
E952	**Acide cyclamique ou cyclamate de calcium ou cyclamate de sodium***
E953	**Isomalt**
E954	**Saccharines et ses sels de Na (sodium), K (potassium) et Ca (calcium)***
E955	**Sucralose**
E957	**Thaumatine**
E959	**Néohespéridine DC**
E962	**Sel d'Aspartame-Acésulfame**
E965	*Maltitol ou sirop de maltitol*
E966	*Lactitol*
E967	*Xylitol*

E999	**Extraits de quillaia**
E1103	*Invertase*
E1105	*Lysozyme*
E1200	*Polydextrose*
E1201	**Polyvinylpyrrolidone**
E1202	**Polyvinylpolypyrrolidone**
E1404	**Amidon oxydé**
E1410	**Phosphate de monoamidon**
E1412	**Phosphate de diamidon**
E1413	**Phosphate de diamidon phosphaté**
E1414	**Phosphate de diamidon acétylé**
E1420	**Amidon acétylé**
E1422	**Adipate de diamidon acétylé**
E1440	**Amidon hydroxypropylé**
E1442	**Phosphate de diamidon hydroxypropylé**
E1450	**Octényle succinate d'amidon sodique**
E1451	**Amidon oxydé acétylé**
E1452	**Octényl succinate d'amidon d'aluminium**
E1505	*Citrate de triéthyle*
E1517	*Diacétate de glycéryle (diacétine)*
E1518	*Triacétate de glycéryle (triacétine)*
E1519	*Alcool benzylique*
E1520	*Propanediol-1,2 ou propylène glycol*

4

LES OGM DANS VOTRE ASSIETTE

Liste officielle des dérivés d'OGM autorisés dans les additifs alimentaires

Dérivés issus du maïs :

E1404	amidon oxydé
E1410, E1412 à E1414	phosphates d'amidon
E1420, E1422	amidons acétylés
E1440, E1442	amidons hydroxypropylés
E1450	succinate d'amidon
E1451	amidon oxydé acétylé
E150a à E150d	caramels
E420	sorbitol
E421	mannitol
E953	isomalt
E965	maltitol
E966	lactitol
E967	xylitol
E575	glucono-lactone
E315, E316	érythorbate

Dérivés issus du soja :

E322	lécithine
E479b	huile de soja oxydée

Les OGM, au-delà des additifs, peuvent également être utilisés comme supports d'arômes, qui sont à différencier des additifs sur le plan réglementaire. Ils concernent aussi les produits dérivés du maïs tels que les amidons, maltodextrines, bêtacyclodextrines.

Liste autorisée d'OGM dans l'alimentation*

Aliments :

– à base de maïs : farine et semoule de maïs, huile de maïs, chips de maïs salées, pétales de maïs pour petit déjeuner – à base de soja : huile de soja, tonyu, tofu, crèmes desserts à base de soja, sauce de soja – à base de colza : huile de colza – à base de betterave sucrière : sucre

Ingrédients :

– farine de maïs dans le pain, les céréales pour petit déjeuner, les biscuits apéritifs... – flocons de maïs dans les barres de céréales – semoule de maïs dans les biscuits apéritifs, chapelure, bières, céréales pour petit déjeuner – amidon de maïs et liants amylacés (fécule) dans les plats cuisinés, sauces, charcuterie, crèmes desserts, préparations pour desserts déshydratées, potages, petits pots pour bébé, pâtisseries – dérivés de l'amidon de maïs (sirop de glucose, dextrose, maltodextrines...) sauces, biscottes, barres-céréales, bières, potages, biscuits apéritifs, préparations de fruits incorporés dans les yaourts et divers desserts, glaces – farines de soja dans le pain, pain de mie, pâtisseries – protéines de soja dans les plats cuisinés, charcuterie, préparations pour nourrisson – matières grasses végétales (maïs, soja, colza) dans les barres-céréales, pain de mie, biscuits apéritifs, pâtisseries, matières grasses à tartiner, potages – huile de coton dans les fritures pour aliments

*Source : ministère de l'Agriculture

Même les nourrissons y ont droit par l'intermédiaire des protéines de soja !

5

LES ARÔMES

Les arômes sont des substances ajoutées donnant du goût aux aliments transformés qui sont souvent bien fades. Les mentions précisant leur nature, naturelles ou synthétique, sont quasiment incompréhensibles. Voici un tableau permettant de les décrypter :

Mention sur l'étiquette	Signification
« Arôme »	Arôme de synthèse
« Arôme naturel »	Arôme issu de procédés industriels, par exemple des bactéries élaborant des composés aromatiques ; divers éléments organiques peuvent aussi servir de support d'arôme
« Arôme naturel de »	Véritable arôme naturel

6

LES EMBALLAGES ET USTENSILES DE CUISINE

	Conseils d'utilisation
Emballages	• **Éviter de choisir des plastiques** dont le chiffre dans le triangle (de recyclage) contient les chiffres **3-6** et **7**, présence possible de phtalates et de bisphénol A. Les plastiques les plus sûrs en l'état de nos connaissances ont les chiffres 2, 4 et 5. • **Attention aux films étirables**, notamment lors du chauffage d'aliments gras au micro-ondes par le risque de diffusion de phtalates dans les aliments. • Éviter les moules et minicocottes en silicone, il y a insuffisamment d'informations disponibles sur leur composition exacte, notamment sur le degré de migration des éléments les composant dans les aliments.
Ustensiles de cuisine	**Pas de revêtement antiadhésif de poêle pouvant contenir des perfluorés (PFOA).** Choisir des poêles en inox ou en céramique. • Réchauffer les aliments dans du verre. Attention aux ustensiles en plastique qui se dégradent pour certains dès 70 °C. • Ne pas laisser chauffer les robots de cuisine, risque de diffusion de bisphénol A et de polybromés. • Matériaux les plus sûrs qui peuvent être couramment utilisés car les interactions sont quasiment inexistantes : – **inox (acier)** – **verre** – **céramique (la vraie)**

7

LE BIO

Il n'est pas toujours aisé de consommer du tout bio. Quels aliments de consommation courante devraient en priorité être consommés bio ?

1. Fruits et légumes
Environmental Working Group aux États-Unis considère après analyse que les douze fruits et légumes de consommation courante le plus contaminés dans ce pays sont :

1. Pêches
2. Pommes
3. Poivrons
4. Céleri
5. Nectarines
6. Fraises
7. Cerises
8. Laitue
9. Raisins
10. Poires
11. Épinards
12. Pommes de terre

– Fruits bio : pommes, poires, pêches ; les fraises et raisins en cas de consommation importante (les cerises sont les plus contaminées en France, mais la moyenne de consommation est de 800 g par an et par habitant ce qui limite l'exposition). Pour ceux qui ne trouveraient pas de pommes bio, outre le fait de les éplucher, bien enlever le cône de pelure entourant la tige, car on considère qu'il s'agit d'un lieu privilégié d'accumulation des pesticides. Il y a des limites à ces actions car la plupart des pesticides ont un pouvoir systémique et se répartissent dans toute la plante.
– Légumes bio : laitue et autres salades. Les laitues et salades sont fragiles en agriculture conventionnelle. Certes la réglementation est stricte sur l'usage des pesticides mais comment savoir si elle est réellement respectée ? Ensuite viennent les poivrons, et céleris qui, eux, sont nettement moins consommés. Pour les pommes de terre, l'usage des pesticides dépend des

années et des régions selon les degrés d'invasion par les micro-champignons (moisissures). Globalement, plus on consomme de légumes bio, mieux c'est, surtout pour ceux qui ne peuvent être épluchés (avec les limites évoquées).

2. Produits laitiers
Les bio ont une meilleure densité nutritionnelle : lait (pour ceux qui le tolèrent), yaourt, fromage blanc, faisselle, plus riches en acides gras oméga 3.

3. Viandes et œufs
Les animaux en bio, y compris la volaille, ont une nourriture mieux adaptée et sans OGM.

4. Céréales
Les taux de résidus de pesticides peuvent varier en fonction des régions et des saisons, la prudence s'impose, d'où l'intérêt du bio.

5. Produits transformés
Ils sont souvent beaucoup plus chers en bio sans que cela se justifie généralement. Le bio doit être choisi en priorité pour les produits bruts ou surgelés.

6. Poissons d'élevage
En bio, ils sont mieux nourris, vivent dans de meilleures conditions et sont moins traités ; ils ne peuvent néanmoins pas échapper à la pollution des mers. Parmi les poissons et produits de la mer couramment consommés, choisir le saumon et les crevettes d'élevage bio (mais ils sont beaucoup plus chers). Il n'est pas aisé de donner la liste des poissons les moins pollués, tant les différences sont importantes selon les zones géographiques. Les poissons carnassiers sont à éviter pour des consommations trop régulières (p. 141). Parmi les poissons riches en oméga 3 considérés (avec une certaine prudence) comme les moins pollués : anchois, maquereau de l'Atlantique, saumon sauvage d'Alaska.

8

LES PERTURBATEURS ENDOCRINIENS DE SYNTHÈSE

Comment éviter de façon pratique les perturbateurs endocriniens de synthèse

Bisphénol A

Choix des produits	Explications
Boissons : **préférer les bouteilles en verre aux canettes**	Le bisphénol A peut être présent dans les résines époxy des revêtements internes des canettes à des concentrations variables.
Conserves alimentaires : **préférer les conserves en bocaux en verre aux conserves en métal**	Le revêtement interne des boîtes de conserve peut contenir du bisphénol A. Les bocaux en verre sont à conseiller, il existe néanmoins des interrogations concernant certains couvercles avec la présence possible de divers composés dont des phtalates.
Emballages plastique de plats prêts à consommer : regarder le chiffre présent dans le triangle (de recyclage). Rappelez-vous : **attention en cas de chiffre 7, prudence avec les chiffres 3 et 6**	Le bisphénol A peut entrer dans la fabrication de polycarbonates chiffre 7. Pour les 3 et 6 selon l'origine des plastiques qui est le plus souvent inconnue, présence possible ou indirecte de bisphénol A.
Petit électroménager sans BPA (bisphénol A)	Le chauffage peut favoriser la diffusion de bisphénol A dans les aliments, bien interroger les vendeurs et en cas de doute s'abstenir d'acheter le produit.

Choix des produits	Explications
Certains composites dentaires pour obturer les caries peuvent contenir du bisphénol A	Interrogez votre dentiste.

Ces choix permettent de limiter l'exposition au bisphénol A. C'est le contact avec les aliments qui pose problème, ainsi que celui avec les tickets de caisse (papier thermique) pouvant en contenir pour des expositions très régulières. Sinon pas d'inquiétude particulière lorsqu'il est présent dans les disques de CD, casques de vélo, pare-chocs... tant que vous ne léchez pas ces objets !

Dioxines et PCB

Choix des produits	Explications
Éviter la consommation des matières grasses animales et plus particulièrement des viandes grasses, des charcuteries ; pas d'excès de consommation des poissons gras	Les dioxines et les PCB (polychlorobiphényles), issus de la combustion de matières organiques et synthétiques, et les « pyralènes » (PCB), produits inflammables utilisés autrefois comme isolants qui, malgré leur interdiction, sont encore présents dans la nature du fait de leur caractère persistant. Ces produits ont la caractéristique de se stocker dans les graisses : ils sont dits lipophiles, tout comme les produits polybromés (voir infra) actuellement utilisés comme anti-feu.

Éviter de consommer la matière grasse animale déjà polluée ; il s'agit d'une recommandation nutritionnelle (pas d'excès d'apport en acides gras saturés). Il faut éviter de favoriser l'émission de dioxines notamment en brûlant différents déchets dans son jardin.

Revêtements anti-adhésifs de type perfluorés, antitaches, imperméabilisants

Choix des produits	Explications
Éviter les revêtements antiadhésifs des poêles (peuvent être à base de perfluorés à type de PFOA) mais utiliser des **poêles et casseroles en inox** (+ filet d'huile pour éviter que les aliments n'attachent) et **des poêles en vraie céramique** (logo NF, normes françaises) ou en fonte émaillée	Attention, car il existe des poêles annoncées en céramique qui sont en fait des mélanges suspects de céramiques en poudre, de résines de synthèse par forcément très recommandables.
Attention aussi à de nombreux produits antitaches et imperméabilisants (textiles, moquettes, tapis...)	Nombreux sont ceux pouvant également contenir du PFOA.

Composés antifeu (ignifugés ou appelés retardateurs de flamme car retardent la propagation des feux en cas d'incendie) type polybromés :

Ils sont très présents, incorporés à une multitude de produits courants.

Conseils et choix des produits	Explications
Le conseil est de **ne pas laisser trop chauffer la coque des appareils électriques**	**Les produits ignifugés type polybromés sont fort répandus**, mais une analyse récente montrait que heureusement les taux dans l'air intérieur des maisons étaient **faibles.**
Choisir les vêtements et les divers tissus les moins traités avec des labels assurant une certaine garantie. Dans les voitures neuves les tissus, cuirs, plastiques, volant, accoudoirs, éléments de capitonnage sont imprégnés de produits ignifugés à des degrés divers	Les produits ignifugés polybromés peuvent être soit ajoutés à la fin du processus de fabrication, soit incorporés lors de la synthèse du produit ce qui, dans ce cas, limite les risques de migration. L'information sur les modes de fabrication n'est malheureusement que rarement disponible.

Actuellement impossible d'échapper individuellement aux produits ignifugés de type polybromés mais ils sont sous haute surveillance (notamment ceux de la classe des HBCD). Rappelons que l'une des sources de contamination réelle mais indirecte de produits ignifugés de type polybromés est aussi liée à la consommation du gras des produits animaux car, présents dans l'environnement, ils s'y accumulent. L'évolution favorable est l'utilisation qui commence à se développer de composé phosphoré à la place des polybromés. Incorporés directement aux fibres des tissus par exemple, ils sont moins émissifs mais on connaît imparfaitement leur toxicité.

Les phtalates

Largement utilisés notamment pour assouplir les plastiques, plastifiants, tous ne sont pas à considérer de la même manière. Certains ont un taux de migration assez prononcé, alors qu'il est négligeable pour d'autres, selon les données scientifiques actuelles. L'information étant globalement imparfaite, la règle devrait être la prudence :

Choix des produits	Explications
Les jouets pour enfants, tapis de sol de jeux, revêtements de sol, et tout ce qu'ils peuvent être amenés à toucher et à mettre dans la bouche : n'achetez que des produits « garantis sans phtalates » (voir aussi tableau jouets)	Demandez systématiquement aux vendeurs la composition des objets et au moindre doute abstenez-vous. Si les phtalates les plus dangereux sont interdits pour les jeunes enfants de moins de 3 ans (jouets et articles de puériculture) : DEHP, DBP, BBP ainsi que les DINP, DIDP, DNOP s'il y a risque d'être mis en bouche, d'autres, autorisés, peuvent être considérés comme demandant des évaluations renforcées.
Pas de vêtements, notamment tee-shirts, pyjamas pour enfant avec impressions plastifiées	Diffusion et migration possible de divers phtalates.
Éviter le PVC, d'une manière générale les plastiques souples	Même si tous ne sont pas identiques la prudence ne s'impose-t-elle pas ? Et surtout ne pas les chauffer, notamment ceux des emballages alimentaires.

Choix des produits	Explications
Pas d'achat de cosmétique et produits de beauté contenant des phtalates	Soyez vigilants (crèmes diverses, rouges à lèvres) tout particulièrement pour les femmes enceintes. Lisez les étiquettes, mais elles ne sont malheureusement pas toujours compréhensibles, en revanche vous pouvez toujours interroger le vendeur.

Il est possible par ces simples mesures de limiter l'exposition aux phtalates. Parmi les phtalates, certains comme le DEHP et le DBP sont ceux identifiés par les autorités comme devant faire l'objet d'une « action prioritaire », ils sont pourtant encore présents dans de multiples produits !

Additifs alimentaires (également présents dans certains produits cosmétiques et médicaments)

Ils sont utilisés comme conservateurs ou pour limiter les risques de dégradation des produits (antioxydants), mais ce ne sont pas nécessairement des produits anodins.

Conseils	Explications
E320 pour le BHA et E321 pour le BHT (son composé proche)	Antioxydant facile à repérer sur les étiquettes des produits alimentaires et cosmétiques. Il est probable que des expositions occasionnelles ne posent pas de problème mais on aimerait avoir plus d'études indépendantes.
E310 gallate de propyle	Un antioxydant utilisé pour la conservation des denrées grasses et en cosmétologie.
E214 à E219 indiquent la présence de parabènes	On peut les trouver comme conservateurs à la fois dans les aliments, les cosmétiques et les médicaments. Il en existe aussi naturellement en faible concentration dans les fruits. Une exposition importante et régulière par les produits industriels n'est pas souhaitable surtout dans le domaine de la cosmétique (application sur la peau), son usage tend à régresser.

Lire les étiquettes permet de limiter facilement l'exposition à ces additifs réputés pouvoir être des perturbateurs endocriniens.

Pesticides

Parmi les pesticides, certains de la classe des organophosphorés sont considérés comme des perturbateurs endocriniens mais heureusement à faible action.

Choix des produits	Explications
Choix du **bio** pour limiter le risque d'exposition	Une quarantaine de pesticides organophosphorés sont considérés comme des perturbateurs endocriniens.

Consommer du bio est une des solutions les plus faciles pour limiter l'exposition aux PE.

Alkylphénols, éthoxylates de nonylphénols ; éthers de glycol ; résorcinol

Incorporés dans de multiples produits comme additifs (adjuvant, détergents...)

Choix des produits	Explications
Choisir les produits de nettoyage et peintures avec des écolabels, sans alkylphénol, attention également aux vêtements (sans NPE) et divers produits cosmétiques	Bien lire les étiquettes et interroger les vendeurs, éviter ceux avec alkylphénols ; attention aussi à certains cosmétiques et shampooings pouvant en contenir. Greenpeace en 2012 a dénoncé leur présence dans de nombreux vêtements (pour les marques incriminées voir le dossier « les dessous toxiques de la mode »*) sous forme de NPE (éthoxylates de nonylphénols) qui se dégradent en NP (nonylphénols), une substance considérée comme « dangereuse prioritaire » et un perturbateur endocrinien puissant (en théorie en Europe les produits ne devraient pas en contenir plus de 0,1 %).

Choix des produits	Explications
Choisir les produits « sans phénoxyéthanol » et « sans butoxyéthanol » pour les cosmétiques et tous les produits en contact avec la peau	Les éthers de glycol, de toxicité variable, sont présents dans de multiples produits, ceux ménagers, peintures, colles, vernis, et divers produits cosmétiques. C'est de ceux-ci dont il faut se méfier avant tout, ils sont utilisés notamment pour des déodorants, on en trouve aussi dans des médicaments.
Résorcinol : à limiter	Le résorcinol peut être présent dans les produits capillaires (colorants des cheveux). Ce composé peut également être utilisé dans l'industrie du caoutchouc et pour la fabrication de colles. Heureusement peu toxique.

Il est possible de limiter l'exposition aux alkylphénols et aux éthers de glycol par de simples mesures, tout simplement en se renseignant auprès des vendeurs.

* Téléchargeable à l'adresse : http://m.greenpeace.org/luxembourg/Global/luxembourg/image/2012/FashionVictim2012/Les % 20dessous % 20toxiques % 20de % 20la % 20mode_2012.pdf

Triclosan

Il s'agit d'un biocide, antiseptique, qui limite le développement de microorganismes mais avec divers effets indésirables.

Choix des produits	Explications
Dentifrices et divers cosmétiques (savons liquides, déodorants notamment) : évitez ceux contenant du **triclosan**	Bien lire les étiquettes pour éviter le contact régulier avec ce produit biocide mis dans la classe des perturbateurs endocriniens.

Métaux

Les métaux, les métaux « traces » et autres composés mixtes peuvent se rencontrer dans de multiples produits.

Conseils	Explications
L'exposition à l'**aluminium** doit être réduite tout comme pour le **cadmium**, l'**antimoine** et le **tributylétain**. Mais, en hiérarchisant, le cadmium est un cancérogène avéré, fort perturbateur endocrinien, alors que, pour l'aluminium, l'impact est plus modeste, ses effets n'étant que suspectés.	On trouve encore des sels d'étain dans des revêtements de sol en PVC et divers matériaux en PVC. Ils ont autrefois été utilisés comme stabilisants dans certaines peintures (antifouling).

Filtre des crèmes solaires

Omniprésent dans une multitude de crèmes solaires conventionnelles.

Conseils	Explications
Les étiquettes mentionnant 4-MBC, benzophénones, entre autres ou simplement « **filtres anti-UV** » indiquent la présence possible de perturbateurs endocriniens	Différents types de filtres sont utilisés dans les crèmes solaires. Ceux pouvant contenir des PE sont les filtres anti-UV. Ils ont néanmoins un impact qui reste heureusement limité pour la santé car leurs applications sont réduites dans le temps, pour autant il est aisé de les éviter en lisant les étiquettes. L'impact sur l'écosystème est quant à lui non négligeable.

Pour l'environnement avant tout, il est possible d'en limiter l'usage.

9

LES PRINCIPAUX MÉTAUX TRACES ET AUTRES ÉLÉMENTS MIXTES

Pour éviter une exposition chronique au cadmium

Consommer des produits bio, se renseigner sur les méthodes agricoles pour les produits conventionnels et éviter la consommation de produits cultivés à proximité d'usines pouvant en émettre. Il n'est certes pas toujours simple d'obtenir ce type d'informations, car les aliments peuvent venir de fort loin, d'où l'intérêt d'être, de devenir un « locavore » averti qui consomme des produits de proximité.

Mais la règle absolue est avant tout de ne pas fumer. En cas de tabagisme, il est toujours possible de mettre en place des stratégies d'arrêt (p. 207).

Pour éviter une exposition chronique au mercure

Règles pour les amalgames dentaires

De façon concrète, vos vieux amalgames devraient être progressivement changés « sans plus attendre », surtout si vous avez plusieurs types de métaux en bouche, mais avec de multiples précautions, bien sûr. Il faut les remplacer par des composites de qualité, sans bisphénol A, mais pas n'importe lesquels, ou des ciments verres ionomères. La Commission européenne indique : « Les matériaux sans mercure ont fait l'objet d'améliorations techniques continues dans les dernières années, et cette tendance devrait se poursuivre. » Elle recommande d'« agir immédiatement pour éliminer l'utilisation du mercure dans la dentisterie ».

Parlez-en à votre dentiste. Tous les soins de conservation sont remboursés par la Sécurité sociale (amalgames, composites ou ciments verres ionomères).

Poissons à éviter de consommer pendant la grossesse
Les tables des poissons à éviter varient selon les pays, les analyses et surtout les zones de pêche ou d'élevage... Force est de constater que le niveau d'information est encore insuffisamment précis.

- Bar commun
- Espadon (importation)
- Esturgeon (sauvage)
- Mérou oualioua
- Rascasse (Pacifique)
- Requin
- Scorpène
- Thon rouge

Quelques règles pour limiter l'exposition au plomb

– Sur le plan domestique, vérifier que votre logement ne contient pas de peinture au plomb (bilan avant achat et location). Si c'est le cas, s'adresser à des professionnels pour faire procéder à une évaluation précise et décaper les parties suspectes.
– Sur le plan professionnel, dans le cas de travail dans certaines usines, suivre et prendre les mesures de protection adéquates sous surveillance de la médecine du travail.

Quelques règles pour limiter l'exposition à l'antimoine

– Ne pas réutiliser une bouteille en plastique, surtout pour y mettre des jus de fruits.
– Préférer, en pensant également à la planète, les bouteilles en verre, même si le coût carbone peut être plus élevé. Le plastique est imparfaitement recyclé et envahit la profondeur des océans.

Autres métaux

Liste des additifs contenant de l'aluminium

Code	Nom	Aliment concerné	Effet suspecté
E173	Colorants gris argenté	Dans de nombreux produits alimentaires	Les composés à base d'aluminium sont suspectés de favoriser la maladie d'Alzheimer, de Parkinson et aussi divers troubles digestifs. Néanmoins le degré d'assimilation par l'organisme est très variable, le plus faible concernant probablement les silicates d'aluminium s'ils sont sous une forme conventionnelle, c'est-à-dire non nano.
E520 à E523	Sulfates d'aluminium	Saumures, fruits et légumes confits	
E541	Phosphate d'aluminium	Poudre synthétique à lever	
E 554 à E 559	Silicate d'aluminium	Antiagglomérants dans différents produits	
E 1452	Octényl succinate d'amidon d'aluminium	Émulsifiant	

Pour connaître le taux d'aluminium de votre eau du robinet : www.eaupotable.sante.gouv.fr

10

EAUX DU ROBINET-EAUX EMBOUTEILLÉES : LE MATCH

	Eau du robinet	Eau embouteillée
Goût de chlore	Possible	Absence
Calcaire	Concentration occasionnelle Pas d'impact sur la santé	Teneur en calcium variable
Nitrate	Teneur variable selon les régions de France	Taux variable souvent bas
Aluminium	16 millions de Français y sont exposés par des méthodes de traitement anciennes	Possible en très faible quantité ; lié au fond naturel géochimique
Résidus de pesticides et autres produits polluants	Insuffisamment évalués surtout concernant les métabolites des pesticides	Présence possible de métabolites de produits chimiques, compte tenu de la pollution généralisée
Résidus de médicaments	75 % d'échantillons prélevés en eau de surface et souterraine montrent l'absence de résidus de médicaments	
Perturbateurs endocriniens	Possible notamment pour les résidus de pesticides dans certaines eaux Pas d'évaluation communiquée sur l'éventuel relargage des particules (bisphénol, etc.) des revêtements de tuyaux des installations	Possible selon certains chercheurs à cause, probablement, du contenant des bouteilles en plastique et pas d'évaluation communiquée sur l'éventuel relargage des particules (bisphénol, etc.) des revêtements de tuyaux des installations, de transport et d'embouteillage

	Eau du robinet	Eau embouteillée
Nanoparticules d'origine industrielle dispersées dans la nature	Pas d'information	Pas d'information
Risque microbiologique (bactéries, virus, parasite)	Faible	Faible
Coût de l'eau	Jusqu'à 300 fois moins chère que les eaux embouteillées	Jusqu'à 30 % du prix de la bouteille va au marketing selon les marques
Information au consommateur	Amélioration sensible notamment grâce à la possibilité de consulter la qualité des eaux de votre commune (mais information encore incomplète)	Limitée car pas d'obligation d'indiquer la totalité des composés chimiques pouvant être présents (perturbateurs endocriniens, nanoparticules...) ni l'aspect bactériologique, même si bien sûr des contrôles sont effectués par les industriels et les services publics. Étiquettes insuffisamment explicites

Parfois est indiqué le degré de turbidité, qui indique la teneur en particules en suspension de l'eau. Elle se mesure en unité de Turbidité Néphélométrique (NFU) : une eau de qualité est à $\leq$ 0,5 NFU, acceptable (limite de qualité) jusqu'à 1 NFU. De fortes valeurs de turbidité peuvent rendre l'eau plus ou moins trouble et perturbent l'efficacité des traitements, en particulier de désinfection (chlore, UV), ce qui entraîne un risque de contamination bactériologique accru.

11

LES PETITES BÊTES INDÉSIRABLES DANS VOS MAISONS

	Les solutions naturelles à essayer	**Produits naturels commercialisés***
Fourmis	– Sel, marc de café, piments à mettre sur leurs trajets	Émulsion d'extrait de plantes dont le neem qui est un arbre d'Asie
Mites	– Sachets de lavande – Huile de bois de cèdre	Pièges à base de phéromone (hormone sexuelle) pour les attirer puis bande engluée pour les emprisonner. Il existe aussi des répulsifs avec diverses huiles essentielles
Moustiques	– Pièges avec eau sucrée et levure de boulanger dans une bouteille	Répulsifs à base d'extraits de plantes comme l'*Eucalyptus citriodora*
Araignées	– Huile essentielle de châtaignier	Poudre de microalgues avec de la terre de diatomée ; utilisation aussi possible ponctuellement de pyrèthre issue de plantes
Cafards, blattes	– Pièges avec des boîtes au fond desquelles on place de la fécule de maïs, de l'eau	Pièges prêt à l'emploi type hoyhoy® avec une surface ultragluante et un appât alimentaire

	Les solutions naturelles à essayer	**Produits naturels commercialisés***
Puces, tiques	– Bonne hygiène des animaux	Mélange d'huiles essentielles
Poux	– Cuir chevelu frictionné à l'huile le soir – Huile essentielle de lavande	Produits labellisés cosmétiques bio (utilisés purs uniquement sur les cols des vêtements, dilués dans de l'huile derrière les oreilles)
Acariens	Fuir tous les produits à base de perméthrine et divers biocides. Attention aux produits « naturels », notamment base d'huiles essentielles (géraniol, margousier) qui peuvent être allergisants La règle devrait être tout simplement de ne pas utiliser de produits traités contre les acariens, qu'ils soient naturels ou non. Faites le maximum pour limiter la présence de poussière. Préférer les sols en dur, type dallages	Un des seuls produits à conseiller, le bicarbonate de soude : saupoudrer le matelas, attendre 2 heures puis aspirer
Punaises	Vaseline autour des pieds du meuble infecté. Toujours bien nettoyer la literie	Idem que ceux pour les araignées

* Il existe différentes marques (parmi elles Aries®...), toujours bien se renseigner auprès des vendeurs.

12

LA POLLUTION DE L'AIR DE VOTRE HABITATION

Air intérieur

Ces labels n'apportent pas une garantie absolue d'innocuité mais il s'agit d'une avancée significative car, respectant mieux l'environnement, ils sont par définition moins polluants.
NF Environnement, Norme Française environnement, label donné par l'Afnor (Association française de normalisation) qui distingue les produits ayant un impact sur l'environnement plus réduit tout au long de son cycle de vie ; ils sont moins polluants, moins dangereux.
Écolabel européen, également délivré par l'Afnor, assure que différents critères écologiques sont pris en compte, notamment sur le plan de la composition en produits chimiques.

Sources de pollution de l'habitat	Moyens individuels de limiter l'impact
Cuisson inadaptée des aliments (fritures, cuissons vives...)	Ne pas brûler les aliments. Pas de friture ou très occasionnellement. L'idéal est la cuisson à feu doux, mijoté comme il n'y a pas encore si longtemps en Europe. – Pour les viandes et poissons, cuisson : • au four • au court-bouillon à feu très doux • à la poêle (avec peu de matière grasse), attention aux revêtements antiadhésifs, notamment à ceux à base de perfluorés (PFOA) (p. 124). Choisir idéalement ceux en inox ou en fonte • à l'autocuiseur (Cocotte-minute). – Pour les légumes et féculents, cuisson : • à la vapeur, à l'étouffée • au four • à l'eau • à l'autocuiseur Il faut aussi choisir les ustensiles de cuisine adaptés, inox, bois non traité.

Sources de pollution de l'habitat	Moyens individuels de limiter l'impact
Meubles neufs, notamment en matériaux agglomérés	– Limiter l'usage des bois agglomérés, idéalement ne pas en acheter du tout, ils peuvent émettre des produits comme le formaldéhyde pendant des années ; préférer les meubles en bois massif tout en interrogeant le vendeur sur les traitements subis. En l'achetant le plus brut possible, vous pouvez ensuite le peindre et le vernir avec des produits peu émissifs (Écolabel notamment). – Autre solution, choisir des meubles d'occasion (une solution peu onéreuse !) toujours sans bois aggloméré. – Idéalement, laisser le meuble neuf acheté et tous ceux traités quelques semaines dans un local type garage mais aéré pour que les composés organiques volatils puissent s'évaporer. – Choisir des tables et étagères en verre. – Pour faire briller vos meubles en bois, utilisez de la cire d'abeille vierge.
Produits d'entretien ménager et lessives	Les règles absolues sont : – limiter leur usage – choisir ceux **NF Environnement, Écolabel** – choisir ceux **sans parfum conventionnel, sans colorant qui ne serait pas bio** Produits d'entretien : – Inutile de s'acharner avec l'eau de Javel. Son usage doit rester parcimonieux (en cas de moisissure) et toujours bien aérer après utilisation. Ne pas utiliser si vous présentez une hypersensibilité aux produits chimiques. – Un chiffon humide suffit à enlever la poussière ; la serpillière espagnole (avec manche) pour le sol avec utilisation de produits écolabellisés ou un peu de savon noir liquide ou du vinaigre blanc. – Comme antibactériens, dégraissants, utilisez aussi du vinaigre blanc, du bicarbonate de soude (tableau ci-après) ou du savon bio. Ils peuvent être bien sûr moins « décapants » que les produits conventionnels, mais malgré tout efficaces, et bien meilleurs pour la santé. – Des marques de plus en plus nombreuses sont à base de savon végétal, de bicarbonate sans parler du savon de Marseille et d'Alep. Arbre vert®, Rainette®, Ecodoo®... ont une gamme de produits intéressante, Étamine du lys® se distingue aussi pour les sols, surfaces carrelées avec un peu d'huiles essentielles. Biolav® est aussi à signaler comme gel nettoyant de sanitaire sans parfum.

Sources de pollution de l'habitat	Moyens individuels de limiter l'impact
Produits d'entretien ménager et lessives (suite)	Vaisselle : Différentes marques proposent des produits comme Ecodoo®, Étamine du lys® déjà citées ; la brillance peut être assurée par simplement un peu de vinaigre blanc. Lessive : Choisir en priorité les lessives en poudre ; les liquides contiennent plus de composés, notamment de « biocide » contre les composés organiques. Notre choix : savon de Marseille râpé, les lessives bio en poudre, Sonett® poudre. Par ailleurs Persil® 0 % sans parfum, sans colorant, est facile à trouver en grande surface (mais il s'agit d'une lessive liquide), gammes Ecover®, Arbre Vert® et Rainette®. **Ne jamais utiliser d'adoucissant, surtout pour ceux qui sont hypersensibles aux composés chimiques mais un peu de vinaigre blanc au rinçage.**
Désodorisants d'atmosphère	Outre le fait d'aérer et de bien ventiler par la VMC (ventilation mécanique contrôlée) : – Les mauvaises odeurs **ne doivent pas être combattues avec des bombes aérosols parfumées, elles ajoutent des polluants** à votre air intérieur souvent de façon extrêmement importante. – Disposez des sachets de lavande comme autrefois, ce qui participe en plus à chasser les mites. – Utilisez du bicarbonate de sodium. Pour les toilettes, éventuellement, vous pouvez utiliser occasionnellement des produits le moins émissif possible, en liquide ou en gel, type Air Wick® mèche lavande. Attention aux huiles essentielles, même bio, elles sont plus ou moins émissives de composés organiques volatils surtout si elles sont chauffées (les conventionnelles peuvent être de synthèse). **Les mentions « naturel », « nature », ne correspondent à aucune réglementation précise** : attention aux dérives commerciales !
Produits de bricolage	– Ne pas entreposer des produits de bricolage à l'intérieur de la maison mais dans un local extérieur ou dans le garage. – Choisir ceux avec Écolabel. – Toujours en fin de bricolage : bien passer l'aspirateur, puis un chiffon ou une serpillière humide pour éliminer les poussières et différentes particules, notamment en cas de pose de laine de verre ou de roche.

Sources de pollution de l'habitat	Moyens individuels de limiter l'impact
Déboucher les canalisations	Préparation à adapter en fonction du degré d'obstruction : 100 g de bicarbonate de soude, un peu de sel, 50 cl de vinaigre blanc. À introduire dans la canalisation puis, ½ heure après, verser de l'eau bouillante en quantité suffisante.

Alternatives simples et peu coûteuses

Produits	Usage possible
Vinaigre blanc	Nettoyant, dégraissant (verres, carafes, casseroles, marbre, mais aussi argenterie), désinfectant (sol : mélanger dans seau d'eau), détartrant (bouilloire : ½ verre dans petit électroménager et faire chauffer, laisser reposer un peu et vider), assouplissant, adoucissant linge (½ verre dans lave-linge lors du lavage).
Citron	Désodorisant, nettoyant notamment le cuivre, décapant.
Bicarbonate de soude	Nettoyant (carrelage, vitres, sanitaires : 1 c. à soupe pour 5 litres d'eau ; vaisselle : ½ c. à soupe à ajouter au produit vaisselle), décapant (plaque de cuisson, four : ne pas trop diluer, appliquer et laisser pendant une nuit puis rincer), assouplissant et blanchissement du linge (environ 2 c. à soupe à saupoudrer sur le linge), également contre les acariens et les moisissures selon le même protocole. Autres usages comme désherbant : saupoudrer légèrement.

Plantes aux vertus dépolluantes*

Plantes	Effets neutralisants	Précautions
Azalée	L'ammoniac, présent dans les produits de nettoyage traditionnels.	Les feuilles de certaines espèces d'azalée peuvent être toxiques si elles sont ingérées.
Chrysanthème	Le trichloréthylène, présent dans les peintures et les solvants.	
Ficus	Le formaldéhyde, substance cancérogène présente notamment dans les colles (moquettes, meubles, etc.).	L'ingestion de feuilles de ficus peut causer un peu de diarrhée. Aucune intoxication grave n'a été décrite.
Chlorophytum	Le monoxyde de carbone et le formaldéhyde.	

Plantes	Effets neutralisants	Précautions
Lierre	Le benzène solvant fréquemment utilisé dans les peintures, les encres, les matières plastique ou les détergents.	Les feuilles, et surtout les baies du lierre sont toxiques (troubles gastro-intestinaux), si elles sont ingérées en quantité importante.

* Source : Association Santé Environnement France, étude à approfondir.

13

LES PEINTURES ET PAPIERS PEINTS

Les différents types de peintures

Les peintures contiennent des solvants pouvant être à l'huile, à l'eau ; des liants à base de résines synthétiques mais aussi bien à base d'huiles végétales (lin...), de résine de pin, de cire d'abeille et même de caséine ; des pigments à base de métaux traces, mais aussi (choisir ceux-ci en priorité), les naturels à base de terre de Sienne, d'oxyde de fer, mais aussi de thé et de bien d'autres plantes.

– Les peintures « à l'huile » sont des peintures glycérophtaliques avec une multitude de solvants (hydrocarbonés, hydrocarbures à noyaux benzéniques, tels xylène toluène ; hydrocarbures aliphatiques ; solvants oxygénés à type de cétone...

– Les peintures « à l'eau » peuvent elles aussi contenir des solvants de type hydrocarbures, alcools ou des éthers de glycol, même si ceux identifiés comme les plus dangereux ne sont plus utilisés (des incertitudes existent pour de nombreux produits). L'absence d'odeur ne veut pas dire qu'il n'y a pas de composés volatils suspects.

Votre choix :

– Idéalement, peinture de type chaux.

– Peinture labellisée « bio », **NF Environnement** et **Écolabel** offrent une garantie minimale mais peuvent contenir des solvants en moindre quantité.

– Il existe aussi des enduits à base d'argile s'étalant facilement, type Argil Déco®. Ils absorbent les odeurs et ont des propriétés indirectement antiallergiques en ce qu'ils évitent des produits à base de solvants de synthèse.

Conseils :

– Vérifier que la liste des composés est bien affichée.
– Se méfier de tous les pots avec des mentions du type : « ne pas utiliser dans un local fermé », « ne pas inhaler les vapeurs »...
– Interroger le vendeur sur le caractère émissif ou non des composés. Il doit le savoir, et son rôle est de vous informer ; normalement l'étiquetage vous renseigne en partie. Choisir des produits « A ». Évidemment ne prendre que les peintures dégageant le moins possible de composés organiques volatils quinze jours après leur application.
– Dans tous les cas, ne jamais dormir dans une chambre qui vient d'être peinte. Attendre au moins 15 jours.

Papiers peints

Rares sont les papiers peints strictement à base de papier. Ils contiennent généralement du vinyle expansé contenant des phtalates servant de plastifiant au PVC. Divers additifs peuvent être incorporés. Les encres aussi peuvent émettre des composés organiques et même du formaldéhyde. Demandez des papiers peints sans phtalates et, si possible, sans PVC.

14

LES SOLS DES HABITATIONS

Les moquettes

Elles posent de multiples problèmes, notamment à cause de certaines colles utilisées qui dégagent les solvants composés organiques volatils à travers les fibres naturelles ou synthétiques.
Choisir les moquettes ayant un envers en feutre pour accrocher sur du Velcro (bande adhésive sans usage de colle directement).
Le label **Gut** assure également de faibles émissions de composés. Parmi les colles les moins émissives, le label **Emicode**.

Les parquets

La vitrification des parquets, même sans odeur résiduelle et séchant rapidement, dégage différents composés dont souvent des éthers de glycol.
À ne jamais réaliser sans précaution particulière, et surtout éviter formellement en cas de présence de jeunes enfants et de femmes enceintes.
Les revêtements de sol en PVC contribuent de manière importante à la présence de phtalates dans les poussières des habitations.

15

LES TEXTILES DE LA MAISON ET LES MATELAS

Les substances les moins traitées sont la laine et la soie.

Linge de maison

Label	Caractéristiques
Écolabel EU	Un des labels assurant une des meilleures garanties.
Oeko-Tex Confiance textile	Un label privé, a priori assez recommandable pour la gamme standard 100, car en principe sans colorants sensibilisants et sans teintures interdites en Europe.
Autres labels (ils sont nombreux à se revendiquer « naturels » ou à le suggérer)	Bien que d'origine naturelle de nombreux produits peuvent avoir subi de multiples traitements parfois fort polluants. **Ne pas se laisser abuser.**

Matelas recommandés par l'association Sos-Mcs

Marques	Caractéristiques
Futon bio	Matelas bio (http://www.futonselection.com)
Coco-mat	À base d'algues, lin, laine, coton (http://www.coco-mat.com)
Stoll	Possibilité d'en commander sans additifs

16

GUIDE POUR CHOISIR LES JOUETS DE VOS ENFANTS SANS CULPABILISER

Nature du jouet	Précautions
Jouets en plastique	Comme pour l'alimentaire, il faut faire attention à ceux présentant les chiffres 7 dans un petit triangle (p. 272). Prudence également avec ceux ayant les chiffres 3 et 6, car ils peuvent contenir du bisphénol A. Le bisphénol A sera interdit en France dès 2013 dans les contenants alimentaires à destination des enfants, mais pas en Europe ! Les phtalates, assouplissants des plastiques considérés comme les plus dangereux : DEHP, DBP, BBP sont interdits dans tous les jouets et articles de puériculture ; DIDP, DINP et DNOP, dans les jouets destinés à être mis en bouche par les enfants. D'autres phtalates devraient être interdits dans les années à venir, prudence donc.
Jouets en textile	Attention, ils peuvent contenir de nombreuses substances suspectes, des colorants, des parfums de synthèse, produits divers, notamment antifeu. Or les produits ignifugés sont souvent des perturbateurs endocriniens (p. 278). La Commission européenne vient d'interdire dans les jouets le TCEP (tris-2-chloroéthyle) un retardateur de flamme aux propriétés CMR. Interroger le vendeur.
Jouets en bois	On se dit : voilà la solution. Pas de chance, ils peuvent être particulièrement traités et dégager du formaldéhyde, ainsi que d'autres produits pouvant provoquer irritations et allergies... Ne choisir que des bois non traités, sans vernis et sans peinture potentiellement toxique (on peut y trouver des traces de plomb notamment et d'autres métaux). Le problème est qu'il n'est pas toujours facile de s'y retrouver, les informations étant quasiment inexistantes.
Jouets en métaux	Là aussi on peut trouver différentes substances bien suspectes : du cadmium, nickel, voire du plomb...

Ne désespérez pas, il y a quelques règles pour mieux choisir les jouets, au-delà du fait que vous et vos enfants pouvez en fabriquer d'astucieux avec de nombreuses matières contrôlées.

Critères de choix des jouets :

• sans parfum
• sans bisphénol A (7 et prudence avec 3 et 6) pour ce qui peut être porté à la bouche
• sans phtalate (même si tous ne sont pas à considérer de la même manière)
• sans produit ignifugé (ce qui est malgré tout difficile de nos jours)
• avec marquage CE (conformité européenne). La responsabilité du fabricant est – théoriquement – engagée
• avec label « bio » (mais il n'existe pas encore d'Écolabel européen), **Oeko-Tex** 100 et 1 000, **Nordic Swan**, **Spiel Gut** (pas toujours aisé à trouver).

Vous pouvez aussi consulter le site : www.wecf.eu des femmes européennes agissant pour un environnement plus sain.

Directive sur les jouets et articles de puériculture en PVC souple contenant des phtalates

« La Commission européenne interdit l'utilisation de phtalates dans les jouets pour enfants.
Six phtalates sont interdits dans ce type de jouets : le di-isononylphtalate (DINP), le di-(2-éthylhexyl)phtalate (DEHP), le dibutylphtalate (DBP ou DNBP), le di-iso-décylphtalate (DIDP), le di-n-octyl-phtalate (DNOP) et le butylbenzylphtalate (BBP).
En 2005, une directive UE (2005/84/EC) a rendu l'interdiction permanente. La directive élargissait l'interdiction aux articles de puériculture, puisqu'ils sont aussi susceptibles d'être mis en bouche par les enfants en bas âge. Lorsqu'on parle d'articles de puériculture, on fait référence à tout produit destiné à faciliter le sommeil, la relaxation, l'hygiène ainsi que l'alimentation et la succion des enfants*. »

* http://europa.eu/legislation_summaries/internal_market/single_market_for_goods/technical_harmonisation/l32033_fr.htm

17

LES COSMÉTIQUES

Il convient de mieux choisir les produits cosmétiques, comme l'attitude première reste à en utiliser le moins possible, même si la réglementation européenne est amenée à s'améliorer. Les produits de base sont un savon le plus naturel possible, sans ajout de divers composés chimiques de synthèse (Marseille, Alep...), un shampooing bio et un hydratant bio du visage pour ceux qui en ont besoin.

Produits cosmétiques à privilégier

– **Cosmebio** (95 % des ingrédients doivent être d'origine naturelle).
– **Cosmos, Cosmos Organic** « charte cosmebio » (absence de parfums, de colorants et de conservateurs de synthèse, d'OGM). Ce label est utilisé à l'échelle européenne.
– **Écolabel EU** (un des premiers, commun à tous les pays de l'Union européenne).
– **BDIH** (ce label allemand certifie que les matières premières ne sont pas issues de la pétrochimie ou d'origine animale).
– **Nature et Progrès** (une des meilleures gammes de produits avec 100 % de composés bio).
D'autres marques comme Ballot-Flurin®, et de nombreux produits vendus par différents magasins bio comme les Biocoop remplissent des critères de qualité. Cette liste n'est pas exhaustive mais représente déjà un bon choix de produits.
Il faut aussi regarder l'organisme certificateur des produits ; un de ceux les plus encadrés depuis longtemps est Écocert (c'est indiqué sur l'étiquette). Si un certain nombre de ces produits bio sont encore perfectibles, ils présentent déjà des avancées significatives pour le consommateur.

Pour les bébés et jeunes enfants

L'idéal est de limiter le plus possible l'usage de cosmétiques et autres lingettes jetables totalement inutiles, dont certaines peuvent contenir des composés controversés ou de l'alcool. Liniment oléocalcaire sans conservateur, le savon de Marseille (mais selon le type de peau et pas tous les jours car il assèche), ou un savon « surgras » (Syndet®) pour les peaux sensibles ou atopiques. Si vous voulez vraiment quelques autres crèmes pour le change, crèmes protectrices, hydratantes, choisir en priorité les produits bio, type gamme cosmétique bébé bio Le sens des fleurs® et ceux avec les labels susmentionnés. Penser aux nettoyants sans savon. L'eau utilisée doit être le plus pure possible ; ne jamais oublier l'importance d'une bonne hygiène des mains pour la personne qui s'occupe du bébé. Les shampooings sont inutiles, les gels lavants du corps (bio) suffisants, même pour les cheveux ; pas de talc (risque de paquets au niveau des plis). Pas de produits contenant phénoxyéthanol, parabènes, EDTA (acide éthylène diamine tétra-acétique), dioxyde de titane, hydroxyde d'aluminium, méthylisothiazolinone, parfums synthétiques.

Recettes

Nos anciens avaient aussi quelques formules pour les cosmétiques[1] dont vous pourriez vous inspirer après avis médical ou de votre pharmacien (elles sont surtout données à titre indicatif).

Masque pour la nuit	
Farine d'orge	90 g
Miel blanc	35 g
Blanc d'œuf	1 g

Crème adoucissante	
Huile de vaseline	10 g
Huile d'amande douce	10 g
Essence de lavande	1 g
Essence de romarin	1 g
Tanin	5 g
Baume du Pérou	1 g

Cold-creams adoucissants	
Huile d'amande douce	125 g
Huile d'olive	125 g
Cire vierge	15 g

Crème astringente et tonique (pour les visages sujets à la couperose et aux rides)	
Vaseline	60 g
Lanoline	60 g
Renonculées	40 g
Musc	0 à 15

1. *Hygiène du visage, formulaire cosmétique et esthétique* par le Dr Paul Gastou, Paris Librairie Baillière, 1913.

Crème pour peaux grasses luisantes

Teinture de benjoin	1 g
Borax	2 g
Lanoline	10 g
Huile d'amande douce	30 g
Eau de fleur d'oranger	30 g
Gomme adragante	0,50

Pommade adoucissante (démangeaisons)

Lanoline	5 g
Vaseline	15 g

Peau sensible (dartres)

Lait d'amande	150 g
Eau de rose	150 g

Formules d'eaux de Cologne

Essence de citron	40 g
Essence de romarin	8 g
Essence de bergamote	60 g
Essence de cédrat	12 g
Essence de néroli	8 g
Essence de giroflée	17 g
Essence de lavande	8 g
Essence de géranium	8 g
Alcool à 90°	1 000 g

Eau de Cologne J.-M. Farina

Essence de bergamote	100 g
Essence de citron	100 g
Essence de Portugal	60 g
Essence de lavande	20 g
Essence de romarin	20 g
Essence de petits grains	20 g
Essence de néroli	10 g
Essence de rose	10 gouttes
Extrait de millefleurs	100 g
Benjoin vanillé	10 g

Lotion contre la peau flasque ou les rides

Eau de rose	100 g
Blancs d'œufs n° 4	15 g
Huile d'amande douce	15 g

Faire bouillir jusqu'à consistance de pommade et appliquer la nuit.

En compresse (rides)

Eau de rose	200 g
Lait d'amande épais	50 g
Eau de laurier-cerise	10 g
Eau distillée de rose	140 g
Glycérine neutre	50 g
Extrait de violette	5 gouttes

Teinture blonde

Vin blanc	500 g
Rhubarbe	159 g

Faire bouillir jusqu'à réduction de moitié, passer. Pour imbiber les cheveux. Laisser sécher.

Teinture châtain clair

Teinture végétale au henné et à la noix de galle

Henné pulvérisé	50 g
Noix de galle pulvérisée	30 g
Feuilles de noyer pulvérisées	20 g
Alcool à 90°	80 g
Eau distillée de rose	100 g
Glycérine neutre à 30°	6 g
Essence d'ylang-ylang	0,60 g

Passer la teinture après dégraissage et laver ensuite

Teinture végétale au noyer
et au henné

A. Teinture au henné

Henné pulvérisé	50 g
Eau distillée de rose	100 g
Alcool à 90°	80 g
Eau distillée simple Q.S. p.	300 cl

B. Infusion de brou de noix

Brou de noix concassé et laissé vingt-quatre heures à la cave	1 000 g
Alcool à 90 °	1 000 g

Laisser macérer huit à quinze jours.

Mêler ensemble :

A. Teinture au henné	100 g
B. Infusion de brou de noix	50 g

18

LES VÊTEMENTS

Nous vous indiquons les labels auxquels on peut se fier actuellement (tous ne sont pas bio, c'est-à-dire issus de l'agriculture biologique pour les fibres naturelles).

Choisissez en priorité vos vêtements et sous-vêtements, quand vous le pouvez, parmi ceux-ci (liste non exhaustive*). Ces labels sont généralement mis en valeur par une étiquette :

- Écolabel européen : www.ecolabel.fr*
- Bio Équitable : www.bioequitable.com*
- Biogarantie : www.bioforum.be/bio/fr*
- Biore : www.remei.ch*
- Max Havelaar : www.maxhavelaarfrance.org*
- Gots : www.global-standard.org*

Les organismes garantissent aussi l'origine biologique des tissus sur Biogarantie, Biore.

La première règle est aussi d'éviter les tissus antitaches, antistatiques, antifeu, antirétrécissement, antiodeurs, antibactériens, infroissables, imperméabilisés, ou avec impression plastifiée.

Tous ces tissus par définition sont imprégnés de nombreux composés chimiques plus ou moins émissifs. L'objectif est de limiter l'exposition au perfluoré (PFC), alkylphénols (dont nonylphénol...), certains phtalates et autres perturbateurs endocriniens, certains colorants azoïques.

La deuxième règle est aussi de commencer par laver tout textile neuf avant de le porter pour le débarrasser le plus possible des composés chimiques pouvant y être inclus.

* Le WWF, dans son document « Éco-conception des produits textiles-habillement » (2011), a listé un certain nombre de labels convenables, nous avons retenu certains d'entre eux.

19

L'AUTOMOBILE

Intérieur des véhicules (PVC, produits ignifugés, polybromés)

– Choisir des voitures d'occasion. Elles contiennent moins de produits chimiques dans l'habitacle, l'absence d'odeur de « neuf » est là pour en témoigner.
– Si vous achetez une voiture neuve, évitez celles risquant d'avoir une forte concentration de composés volatils selon les analyses d'associations et qui sont les plus polluantes pour l'atmosphère.
– Ne pas utiliser de désodorisants dans les voitures, surtout sous forme de plaquettes qui libèrent progressivement des composés volatils bien suspects.

20

GUIDE DE LA FEMME ENCEINTE

Produits alimentaires	**Choisir** – bio – contenants en verre, pour les plastiques avec le code 2, 4, 5 – pour les produits conventionnels, sans les additifs les plus suspects (p. 264) – éviter certains poissons (p. 141)
Produits de soin du corps (savon, lotion, shampooing...)	**Choisir** – bio – sans parfum, sans colorant de synthèse – sans triclosan (biocide) – shampooing à pH neutre 7 – pour le bain, pas de produits moussants (irritant)
Vêtements et literie	**Choisir sans** Antitache Antistatique Antifeu Antirétrécissement Antiodeur Antibactérien, antiacarien Caractère infroissable, imperméabilisé... Impression plastifiée Polyester Tous ces tissus par définition sont imprégnés de nombreux composés chimiques plus ou moins émissifs. L'objectif est de limiter l'exposition aux perfluorés (PFC), alkylphénols (dont nonylphénols...), certains phtalates et autres perturbateurs endocriniens ; certains colorants azoïques. **La règle est aussi de commencer par laver tout textile neuf avant de le porter** pour le débarrasser le plus possible des composés chimiques pouvant y être inclus. **Choisir coton, laine, lin, chanvre, soie non traités.**
Mobilier	Sans meuble aggloméré récent
Pas de bricolage (peinture, vernis...)	

TABLE

Laurent Chevallier dans Le Livre de Poche

Les 100 Meilleurs Aliments pour votre santé et la planète n° 31929

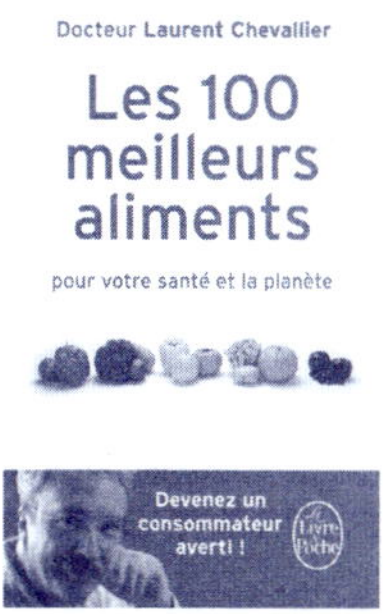

Comment choisir ses aliments ? Comment bien interpréter les étiquettes ? Quels sont les mauvais ingrédients et les produits à boycotter ? Laurent Chevallier, un des meilleurs connaisseurs de la nutrition, nous présente ici une sélection des cent meilleurs aliments, testés et classés selon des critères de santé et de goût, mais aussi de prix et d'accessibilité. Il nous apprend à devenir un consommateur averti en dénonçant les dérives de certains industriels, une sécurité alimentaire pas toujours suffisante, une réactivité des pouvoirs publics souvent bien lente face à des études scientifiques probantes. Mais il nous montre également qu'il est possible de changer son comportement alimentaire, de résister au marketing industriel ; en bref, d'être davantage maître de ses choix nutritifs et de sa santé, tout en se préoccupant de préserver la planète.

Je mange sain, je maigris bien n° 32509

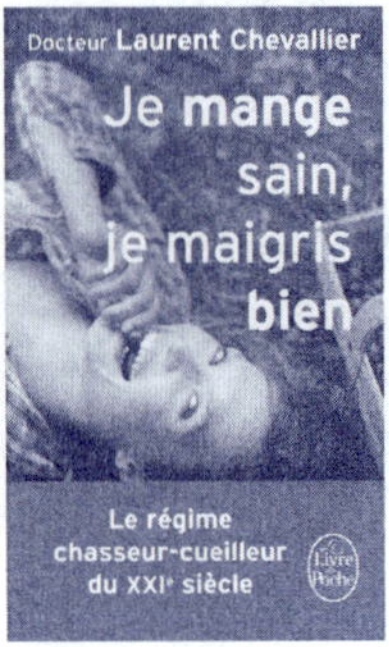

Pour protéger sa santé et mieux contrôler son poids, il est plus que jamais nécessaire de mettre en place la bonne méthode. Il faut éviter les pièges du mal manger et l'imposture des régimes faussement amaigrissants, dangereux sur le long terme. Le Dr Laurent Chevallier vous propose de vous inspirer de l'alimentation de nos lointains ancêtres – celle du chasseur-cueilleur –, en l'adaptant bien sûr au XXIe siècle. Vous saurez mieux choisir l'alimentation appropriée à votre corps et à vos besoins et ainsi atteindre durablement votre juste poids. Des recettes en fin d'ouvrage vous aideront dans cette nouvelle méthode.

Mes ordonnances alimentaires n° 32338

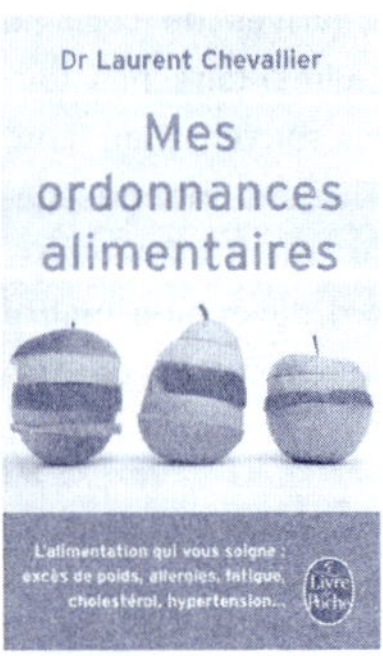

L'alimentation joue un rôle fondamental pour notre santé, à la fois pour soigner et prévenir de multiples troubles et maladies. Le docteur Laurent Chevallier présente ici ses ordonnances visant à traiter excès de poids, allergies, hypertension, diabète, maux de ventre, troubles de la libido... Il prodigue ses conseils sur notre mode de consommation, sur les aliments à privilégier et propose l'emploi de plantes médicinales de façon pratique. Ce livre très documenté fait également le point sur les effets à long terme des excès de chimie dans l'assiette et nous aide à devenir des consommateurs avertis. Un guide indispensable à garder à portée de main.

Tout savoir sur les aliments n° 31237

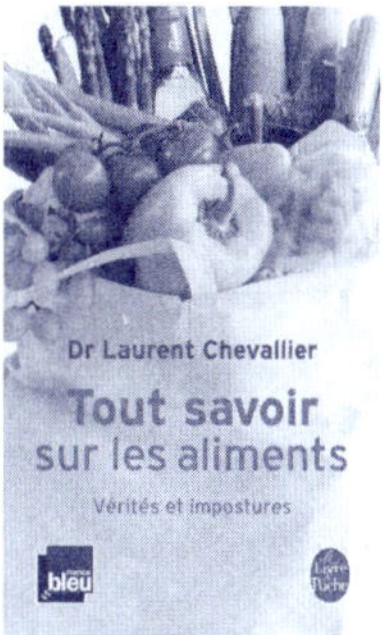

Médecin consultant en nutrition, Laurent Chevallier nous révèle ici les aspects insoupçonnés de notre alimentation actuelle et ses conséquences sur notre santé. On apprend que les arômes si peu naturels présents dans certains aliments ont des effets néfastes en trompant notre cerveau ; que les produits allégés, loin de faire perdre du poids, font souvent grossir ; que la publicité commence à utiliser des techniques entraînant une plus grande manipulation des consommateurs... Le Dr Laurent Chevallier ne se contente pas de dénoncer ces dérives, il propose de vraies solutions personnelles, immédiates et pratiques. On apprend à consommer autrement pour préserver sa santé et le plaisir. Un livre informatif permettant à chacun de trouver les repères dont il a besoin sur le plan nutritionnel.

Du même auteur :

Médicaments à base de plantes, avec Corinne Segarra Crouzet, Masson, 2001, 2004.

Que votre alimentation soit votre première médecine, Fayard, 2001.

Nutrition : principes et conseils, Masson, 2003, 2005, 2009 (3e éd.).

L'Harmonie dans votre assiette, avec Maryse Wolinski, Albin Michel, 2003.

Soigner l'arthrose, par les plantes, la nutrition, l'activité physique, les médicaments, Fayard, 2004.

Votre assiette Santé, J'ai lu, 2005.

L'Alimentation des petits loups de 3 à 14 ans, J'ai lu, 2006.

Vive les plantes. Poids et forme, insomnies, cholestérol, stress, Fayard, 2006 ; J'ai lu, 2007.

Impostures et vérités sur les aliments, Fayard, 2007.

Les 100 meilleurs aliments pour votre santé et la planète, Fayard, 2009.

51 ordonnances alimentaires, Masson, 2009.

Mes ordonnances alimentaires. Comment vous soigner par une bonne alimentation, Les Liens qui libèrent, 2010.

Je maigris sain, je mange bien. Le régime du chasseur-cueilleur du XXIe siècle, Fayard, 2011.

60 ordonnances alimentaires, Masson, 2011.

Maigrir sans lutter, Fayard, 2014.

PAPIER À BASE DE FIBRES CERTIFIÉES

Le Livre de Poche s'engage pour l'environnement en réduisant l'empreinte carbone de ses livres. Celle de cet exemplaire est de :
550 g éq. CO_2
Rendez-vous sur www.livredepoche-durable.fr

Composition réalisée par PCA

Achevé d'imprimer en mai 2014, en France sur Presse Offset par
Maury Imprimeur – 45330 Malesherbes
N° d'imprimeur : 189009
Dépôt légal 1re publication : mai 2014
LIBRAIRIE GÉNÉRALE FRANÇAISE – 31, rue de Fleurus – 75278 Paris Cedex 06

31/7698/9